# LOW-CARB BACKWAREN KOCHBUCH 2 IN 1

Die 50 leckersten Rezepte für Brot, Brötchen und Toast! Inklusive: Nützlichen Ratgeber!

von Torsten Raustein

1. Auflage

# Inhalt

# Was ist Low-Carb?

Sich Low-Carb zu ernähren, liegt voll im Trend und immer mehr Menschen probieren eine solche Ernährungsweise aus. Doch was bedeutet "Low Carb" überhaupt und wieso ist diese Ernährung so gesund? Ist es möglich, mit einer Low-Carb-Diät abzunehmen oder die Ernährung dauerhaft umzustellen?

Zunächst stammt der Begriff „Low Carb" aus dem Englischen und ist eine Abkürzung für den Begriff „low carbohydrate" – zu Deutsch: „wenig Kohlenhydrate". Bei der Low-Carb-Ernährung geht es also darum, Kohlenhydrate zu meiden oder durch gesündere Produkte zu ersetzen. Einige Menschen gehen sogar noch einen Schritt weiter und betreiben eine „No-Carb"-Diät – eine Ernährungsweise, die vollkommen auf Kohlenhydrate verzichtet. Während die Deutsche Gesellschaft für Ernährung (DGE) eine tägliche Kohlenhydrat-Zufuhr von ungefähr 50 Prozent empfiehlt, senken Menschen, die sich Low-Carb ernähren, diese Menge auf 45 bis 26 Prozent oder weniger. Eine Low-Carb-Ernährungsweise ist dabei nicht ausschließlich auf das Abnehmen ausgerichtet, sondern bringt einige gesundheitliche Vorteile. Wer sich Low-Carb ernährt, soll von verbesserten Blut- sowie Entzündungswerten, weniger Heißhungerattacken sowie weniger Darmproblemen profitieren. Auch Schwankungen im Stoffwechsel können von einer Ernährung mit weniger Kohlenhydraten ausgeglichen werden.

Bevor es an die Vorteile einer Low-Carb-Ernährung geht, sollte zunächst ein Blick auf die Kohlenhydrate an sich geworfen werden, die nach und nach aus der Ernährung gestrichen werden. Wie du vielleicht schon weißt, gehören Kohlenhydrate neben Fett und Eiweiß zu den Hauptlieferanten für Energie für den menschlichen Körper. Kohlenhydrate bestehen dabei aus Zuckermolekülen, welche sich in Ein-, Zweifach- sowie Vielfachzucker unterscheiden lassen:

- Kohlenhydrat Einfachzucker: Glukose (Traubenzucker) und Fruktose (Fruchtzucker) liefern dem Körper Energie, die er leicht und schnell nutzen kann.
- Kohlenhydrat Zweifachzucker: Saccharose (Haushaltszucker), welcher sich aus Glukose und Fruktose zusammensetzt und ebenfalls schnell Energie für den Körper liefert. Eine Sättigung mit Lebensmitteln mit einem hohen Zweifachzucker-Gehalt hält in der Regel jedoch nicht lange an und es entstehen schnell Heißhungerattacken.
- Kohlenhydrat Vielfachzucker: Komplexe Kohlenhydrate, die aus verknüpften Ein- oder Zweifachzuckern bestehen. Der Körper benötigt mehr Zeit, um Vielfachzucker aufzuspalten, wodurch sie langsamer und nachhaltiger sättigen.

Sich Low-Carb zu ernähren, bedeutet nicht automatisch, dass ab sofort alle Kohlenhydrate aus dem Speiseplan gestrichen werden sollten. Es geht vielmehr darum, zu entscheiden, welche Art der Kohlenhydrate aufgenommen werden – denn hier gibt es die guten und die bösen Kohlenhydrate! Wie du dir bestimmt schon vorstellenkannst, ist insbesondere der Haushaltszucker, also der Zweifachzucker, kein Teil einer gesunden Ernährung. Diese Zuckerart wird schnell vom Körper aufgenommen und sorgt für eine kleine Energie-Explosion, genauso schnell ist die Energie aber auch wieder verschwunden. Dies sorgt nicht nur dafür, dass du dich schnell wieder energie- und antriebslos fühlst und erneut Hunger auf etwas Süßes bekommst, du nimmst auch einen Überschuss an Kalorien zu dir, der ins Leere geht. Auch Einfachzucker werden schnell vom Körper aufgenommen. Das liegt daran, dass die Monosaccharide nicht aufgespalten werden müssen und direkt ins Blut aufgenommen werden können. Sie dienen als schneller Energie-Boost, weswegen sich zum Beispiel der Verzehr von Traubenzucker eignet, um zügig aus einem Leistungstief herauszukommen. Dadurch, dass die Einfachzucker jedoch ebenfalls schnell verwertet sind, droht ein schnelles, erneutes Abrutschen in die Müdigkeit. Die Zuckerart, die du auch in einer Low-Carb-Diät nicht vollkommen meiden musst, ist der Vielfachzucker. Hierbei handelt es sich um komplexe und langkettige Kohlenhydrate, die der Körper erst einmal auseinandernehmen muss, um sie zu verwerten. Aufgrund der Komplexität des Vielfachzuckers, ist der Körper über einen längeren Zeitraum mit Energie versorgt und bekommt weniger schnell Hunger.

Leider steht nicht offensichtlich auf jeder Verpackung im Supermarkt, welche Zuckerart in dem jeweiligen Produkt beinhaltet ist. Genau deswegen ist es wichtig, zu wissen, welche Zuckerart sich in welchem Lebensmitteln finden lässt. Nachfolgend erhältst du also eine kleine Übersicht über die verschiedenen Zuckerarten in den unterschiedlichen Lebensmitteln:

| Zuckerart | Lebensmittel |
|---|---|
| Einfachzucker (Traubenzucker und Fruchtzucker) | Obst, Honig, Süßspeisen |
| Zweifachzucker (Rohrzucker, Milchzucker, Malzzucker, Haushaltszucker) | Milch und Milchprodukte, Bier |
| Vielfachzucker (Stärke, Zellulose, Glykogen) | Pflanzen- und Getreideprodukte (Vollkornbrot), Kartoffeln, Maisstärke, Kartoffelstärke, Weizenstärke, Ballaststoffe, tierische Produkte |

Wer in der Regel an Kohlenhydrate denkt, der denkt an das Brot oder die Nudeln, die aus der Ernährung gestrichen werden sollten. Tatsächlich geht es bei der Low-Carb-Ernährung nicht unbedingt darum, keine Teig-Produkte mehr zu verzehren, sondern zunächst auf die ungesunden Zucker-Arten zu verzichten. Dabei ist es nicht immer leicht, zu erkennen, welche Zuckerarten verwendet wurden. Somit kannst du bei einem Joghurt zunächst davon ausgehen, dass es sich hierbei um ein Produkt mit Zweifachzuckern handelt, da es ein Milchprodukt ist. Sobald du im Joghurt jedoch einen Fruchtanteil hast, wie zum Beispiel in einem Erdbeerjoghurt, so befindet sich auch Einfachzucker in dem Produkt – diese bestehen nicht ausschließlich aus Fruchtzucker von den Erdbeeren, sondern auch aus zugefügtem Industriezucker. Wer sich also Low-Carb ernährt sollte nicht nur die tägliche Zufuhr von Kohlenhydraten mindern, sondern gleichzeitig darauf achten, dass „gute" Kohlenhydrate – also Vielfachzucker – konsumiert werden. Lebensmittel, in denen du die guten Kohlenhydrate findest, sind unter anderem: Haferflocken, Süßkartoffeln, Hülsenfrüchte, Naturreis oder brauner Reis, Hirse und auch Vollkornprodukte. Wer darüber hinaus nun Angst hat, kein Obst mehr essen zu dürfen, für den gilt Entwarnung. In Obst lassen sich zwar Einfachzucker finden, jedoch gibt es Obstsorten, die besonders zuckerarm sind, zum Beispiel Äpfel, Erdbeeren, Blaubeeren, Himbeeren oder Aprikosen (in frischer und nicht getrockneter Verarbeitung).

# Die Vorteile einer Low-Carb-Ernährung

In diesem Abschnitt des Buches werfen wir einen kleinen Blick auf die Vorteile einer Low-Carb-Ernährungsweise. Zunächst geht es aber um die gesundheitlichen Nachteile einer Ernährung mit schlechten Kohlenhydraten: Angenommen, ein Mensch nimmt Kohlenhydrate in Form von Einfach- oder Zweifachzuckern zu sich. Dadurch, dass diese Zuckerarten nicht sehr komplex sind, können sie fast schon sofort in die Blutlaufbahn aufgenommen werden. Der Blutzuckerspiegel steigt rasant an, wodurch die Person mehr Energie verspürt. Gleichzeitig steigt jedoch auch der Insulinspiegel an, der dafür sorgt, dass die Glukose aufgenommen werden und durch die Blutlaufbahn transportiert wird. Wer jetzt also eine große Menge an Einfach- oder Zweifachzuckern verzehrt hat, dessen Insulinspiegel steigt ebenso rasant an, wie der Blutzuckerspiegel. Während die Zuckerform jedoch nach kurzer Zeit schon wieder abgebaut ist, ist der Insulinspiegel immer noch hoch, wodurch von einem Zucker-High zu einem Energie-Low gesunken wird. Das Resultat kann eine Unterzuckerung sein, die nicht nur für Energielosigkeit, sondern auch für Heißhunger sorgt. Darüber hinaus sorgt eine Ernährung mit ungesunden Kohlenhydraten dafür, dass Blutzucker- sowie Insulinwerte, über den Tag verteilt, immer wieder in die Höhe steigen und kurz danach absinken. Bei einer besonders ungesunden Ernährungsweise, die aus vielen kohlenhydrathaltigen Lebensmitteln (vor allem mit Industriezucker) besteht, kann die Bauchspeicheldrüse, die für die Produktion des Insulins verantwortlich ist, an Leistung verlieren – eine besonders ungesunde Ernährung kann somit über einen gewissen Zeitraum hinweg für die Entstehung von Krankheiten wie Diabetes Typ 2 sorgen.

Eine Low-Carb-Ernährung hingegen richtet sich darauf aus, den Hunger mit kohlenhydratarmen Speisen sowie einem kleinen Anteil an hochwertigen Kohlenhydraten zu stillen. Der Hunger wird tatsächlich langfristig gezügelt, denn der Körper benötigt einen längeren Zeitraum, um, Eiweiße und Fette – sowie die komplexen Kohlenhydrate – zu verdauen. Somit sorgt eine Low-Carb-Ernährung zunächst dafür, dass du abnehmen kannst oder dein Gewicht auf gesunde Art und Weise hältst, denn du verspürst weniger Hunger. Tatsächlich wirkt eine Ernährung mit wenig Kohlenhydraten sich zunächst auf das Unterhautfettgewebe aus und kann auch das viszerale Fett verschwinden lassen. Viszerales Fettgewebe lagert sich insbesondere um den Bauch herum an und haftet sich auch an die inneren Organe an. Eine große Menge an viszeralem Fett kann über einen längeren Zeitraum hinweg erhebliche Schäden anrichten. Darüber hinaus entstehen viele weitere Vorteile im Zusammenhang mit dem Blutzuckerspiegel sowie dem Insulinspiegel. Wenn der Zuckergehalt im Blut nur langsam steigt, weil weniger Zucker oder komplexe Zucker verzehrt wurden, steigt auch der Insulingehalt im Blut nur langsam. Das Gehirn wird durch dieses langsame Ansteigen und ebenso langsame Absinken besser und konstanter mit Energie versorgt. Es entsteht somit nicht nur weniger Hunger, sondern auch eine höhere Leistungsfähigkeit im Gehirn. Die Energiereserven des Körpers können nachhaltiger und gleichmäßiger genutzt werden und die Konzentration wird gesteigert. Darüber hinaus wirkt eine kohlenhydratarme Ernährung sich auf die Triglyzerid-Werte im Blut aus. Bei Triglyzeriden handelt es sich um Fettmoleküle, die das Herzinfarktrisiko erhöhen können. Auch der Blutdruck wird bei einer Low-Carb-Ernährung dauerhaft gesenkt, was den Körper grundlegend vor kardiovaskulären Erkrankungen schützt. Ein weiterer Vorteil ist der bessere Schlaf! Insbesondere wenn abends noch viele Kohlenhydrate verzehrt werden, arbeiten Magen sowie Darm besonders stark und das Aufsteigen und anschließend Absinken der Zucker- und Insulinwerte im Blut sorgen dafür, dass eine Person schlechter einschlafen kann und eine grundlegend schlechtere Schlafqualität genießt. Nachfolgend findest du die Vorteile einer Low-Carb-Ernährung kurz und knackig zusammengefasst:

- Weniger Heißhunger-Attacken
- Abbau von viszeralem Fett
- Verbesserung der Triglycerid-Werte im Blut
- Senkung und Ausgleich des Blutdrucks
- Konstanter Wert von Blutzucker und damit zusammenhängend Insulin
- Geringeres Risiko von Herzinfarkten
- Weniger Einlagerungen von Wasser im Körper
- Bessere Konzentrationsfähigkeit
- Stabileres Level an Energie
- Besserer Schlaf

# Low-Carb-Backen – das geht?

Wer an das Backen denkt, der denkt schnell an Pizza, Kuchen, Muffins, Brötchen, Brot oder auch die Burger-Brötchen. All diese Gerichte gehören in der Regel nicht in eine Low-Carb-Ernährung, da sie viele Kohlenhydrate beinhalten und den Körper somit oftmals mit schlechten Zuckern beliefern. Wir denken da einmal an das Weizenmehl für den Stuten oder den Industriezucker für den Kuchen. Tatsächlich ist es dennoch möglich, leckere gebackene Gerichte in einer Ernährung mit weniger Kohlenhydraten zu kreieren und ohne schlechtes Gewissen zu genießen! Hierfür bedarf es einiger Ersatzlebensmittel, die den ungesunden Zucker oder das Weizenmehl ersetzen und das Gebackene somit kohlenhydratärmer gestalten. Glücklicherweise leidet der Geschmack nicht unter den Ersatzprodukten und auch das Backen an sich lässt sich fast genauso gestalten, wie bei herkömmlichen Rezepten. Auch, wenn die Vorstellung der Anschaffung der unterschiedlichen Ersatzprodukte ein Graus für viele Hobbybäcker und -Bäckerinnen ist, kannst du dir sicher sein, dich schnell an die neuen Zutaten zu gewöhnen und diese bald als Standard-Inventar in deiner Küche anzusehen. Bevor es zu den vielen verschiedenen Rezepten für das Low-Carb-Backen geht, wird nachfolgend also zunächst ein Blick auf die beliebtesten Ersatzprodukte geworfen und erklärt, wieso sie besser sind als gewöhnliche Produkte mit kurzkettigen Kohlenhydraten!

## Ersatzprodukte und ob sie sich lohnen

Das wohl wichtigste Produkt, das beim Backen für kohlenhydratarme Speisen ersetzt werden muss, ist das Weizenmehl. Das Getreide speichert seinen Zucker in Form von Stärke, nämlich zu 75 Prozent als verzweigtes Amylopektin. Die Molekularstruktur dieses Weizen-Amylopektins unterscheidet sich stark von anderen Getreidesorten und ist deutlich schneller verdaubar. Somit treibt der Konsum von Weizenmehl den Blutzucker schnell in die Höhe, welcher sich wiederum auf den Insulinspiegel auswirkt, welcher in einer chronisch erhöhten Form für die Fettspeicherung im inneren Bauchraum führt. Du erkennst also hoffentlich bereits jetzt, dass das Weizenmehl in einer Low-Carb-Ernährung keinen Platz hat und durch Alternativen ersetzt werden muss. 100 Gramm Weizenmehl enthält darüber hinaus 76 Gramm Kohlenhydrate. Nachfolgend findest du also Alternativen, die besser für deinen Körper und deine Ernährung im Low-Carb-Stil sind.

## Alternative Mandelmehl

Mandelmehl wird häufig mit gemahlenen Mandeln verwechselt, obwohl es sich bei der Herstellung beider Produkte um einen sehr unterschiedlichen Prozess handelt. Mandelmehl wird produziert, indem die Mandeln gepresst und entölt werden. Anschließend wird die Masse getrocknet und feingemahlen. Nimm nicht einfach gemahlene Mandeln als Ersatz für Mandelmehl, denn der Fettanteil gemahlener Mandeln ist vier Mal so hoch wie der in richtigem Mandelmehl. Mandelmehl schmeckt neutral und lässt sich somit wunderbar als Basis für süße wie auch herzhafte Rezepte einsetzen. Was du vor der Nutzung jedoch wissen solltest, ist, dass Mandelmehl viel Feuchtigkeit aufsaugt und dementsprechend nicht so gut bindet, wie Weizenmehl es kann. Somit benötigst du ein zusätzliches Bindemittel, damit deine Mandelmehl-Backwaren nicht auseinanderbröseln. Keine Sorge jedoch, diese Information ist nur wichtig, wenn du improvisieren möchtest – in den Rezepten in diesem Buch findest du selbstverständlich immer alle notwendigen Zutaten, inklusive Bindemittel. Im Vergleich zu Weizenmehl hat Mandelmehl sehr wenig Kohlenhydrate: In 100 Gramm Mandelmehl findest du nur sieben Gramm Kohlenhydrate.

## Alternative Kokosmehl

Auch Kokosmehl wird hergestellt, indem die Nuss entölt, gepresst, getrocknet und gemahlen wird. Kokosmehl ist besonders reich an Ballaststoffen, jedoch auch sehr saugfähig. Verwendest du Kokosmehl beim Backen, kannst du eine fluffige Konsistenz erzeugen, während Mandelmehl den Teig eher kompakt werden lässt. Somit bietet sich eine Kombination der beiden Mehle – inklusive eines geeigneten Bindemittels – hervorragend an. Auch Kokosmehl verfügt über wenig Kohlenhydrate: Auf 100 Gramm Kokosmehl findest du nur zehn Gramm Kohlenhydrate.

## Alternative Leinsamenmehl

Auch die Leinsamen, aus denen das Leinsamenmehl produziert wird, werden entölt, gepresst, getrocknet und gemahlen. Das Mehl aus Leinsamen begeistert dabei nicht nur durch die hohe Anzahl an Ballaststoffen, sondern durch die hohe Menge von Proteinen. Dadurch, dass der Geschmack dieses Mehls sehr präsent ist, bietet sich Leinsamenmehl eher für die Zubereitung von herzhaften und nicht süßen Speisen an, der Geschmack erinnert leicht an

Vollkornmehl. 100 Gramm Leinsamenmehl beinhalten lediglich 0,1 Gramm Kohlenhydrate!

## Alternative Eiweißpulver

Eiweißpulver bietet sich hervorragend als Ersatz für gewöhnliches Weizenmehl an und lässt sich sehr gut mit Mandel- oder Kokosmehl kombinieren, um zum Beispiel süße Backwaren herzustellen. 100 Gramm des Eiweißpulvers beinhalten ungefähr vier bis 5 Gramm Kohlenhydrate – achte jedoch beim Kauf auf die Nährwerte auf der Verpackung, denn diese können von Hersteller zu Hersteller stark variieren.

## Alternative Guarkernmehl

Dadurch, dass viele Mehlersatz-Produkte eine weniger hohe Bindefähigkeit aufweisen, ist es ratsam, ein zusätzliches Bindemittel zu verwenden. Das Guarkernmehl ist eine hervorragende Komponente, um zu gewährleisten, dass deine Teigprodukte eine gute Konsistenz erhalten und nicht auseinanderfallen. Dieses Mehl wird aus der Guarbohne gewonnen und hat eine deutlich höhere Bindekraft als gewöhnliche Speisestärke. Je nach Verwendungszweck kannst du das Guarkernmehl auch durch Johannisbrotkernmehl, Xantham Gum, Chia-Samen, Eier, Gelatine oder Agar Agar ersetzen – aufgrund der geringen Kohlenhydratmenge von 0,9 Gramm auf 100 Gramm Mehl lohnt sich ein Ausprobieren jedoch auf jeden Fall!

## Alternative Flohsamenschalenpulver

Bei diesem Produkt handelt es sich um Samenschalen in Pulverform (du erhältst Flohsamen auch in nicht gemahlener Version), welche sehr gesunde Schleimstoffe beinhalten. Diese Schleimstoffe sind es, die deinem Gebäck eine gute Textur und Konsistenz verleihen. Insbesondere für die Herstellung von Brot und Brötchen eignet sich das Flohsamenschalenpulver und aufgrund der hohen Ergiebigkeit benötigst du in der Regel keine großen Mengen dieser Zutat. 100 Gramm Flohsamenschalenpulver beinhalten lediglich 1,7 Gramm Kohlenhydrate – es ist somit ebenfalls ein gutes Produkt für die kohlenhydratarme Ernährung.

## Alternative Xylit

Insbesondere in süßen Speisen aus dem Backofen darf das passende Süßungsmittel nicht fehlen, denn ein Kuchen, der neutral oder sogar herzhaft schmeckt, ist selbstverständlich kein richtiger Kuchen. Hier kann das Xylit eine gute Alternative für den Industriezucker darstellen. Bei Xylit handelt es sich um einen Zuckeralkohol, der aus der Rinde der Birke gewonnen wird. Du findest diesen Stoff in der Natur auch in Obst, wie Pflaumen oder Erdbeeren. Xylit wirkt sich kaum auf den Insulinspiegel aus und bedarf einer ähnlichen Dosierung wie der Haushaltszucker. Bei manchen Menschen – insbesondere beim ersten Verzehr – kann dieser Zuckerersatz jedoch zu Magenbeschwerden führen. Probiere es einfach einmal aus! Sollte dein Magen empfindlich auf diese Alternative reagieren, hast du viele Möglichkeiten, wie Stevia oder Erythritol.

Hinweis: Xylit ist für den Menschen zwar unschädlich und ein hochwertiger Ersatz, für Haustiere wie Hunde und Katzen kann der

Verzehr dieses Lebensmittels jedoch schwerwiegende oder tödliche Auswirkungen haben!

## Alternative Isomalt

Auch Isomalt ist ein Zuckeralkohol, der den Insulinspiegel bei Verzehr kaum ansteigen lässt und sich ebenfalls ähnlich wie gewöhnlicher Haushaltszucker verwenden lässt. Insbesondere für die Herstellung von Karamell ist Isomalt ein wahrer Star! Bedenke bei dieser Zutat jedoch, dass sie in hohen Mengen abführend wirken kann und sich bei verschiedenen Personen unterschiedlich auf den Insulinspiegel auswirken können.

Selbstverständlich gibt es noch eine große Vielzahl weiterer Produkte, die sich als Ersatz für gewöhnliches Weizenmehl sowie als Binde- oder Süßungsmittel verwenden lassen. So bietet auch das Vollkorn- oder Dinkelmehl eine hochwertige Alternative zum Weizenmehl, auch, wenn sich in diesen Produkten mehr Kohlenhydrate finden lassen. Der positive Unterschied ist, dass es sich bei den Kohlenhydraten im Vollkornmehl um komplexe Kohlenhydrate handelt, die dich einen langen Zeitraum sättigen und deinen Insulinspiegel nur langsam ansteigen lassen. Unabhängig davon, welches Ersatzmittel in den nachfolgenden Rezepten verwendet wird, kannst du dir sicher sein, immer eine Verwendungsbeschreibung in den Anweisungen für die Zubereitung zu erhalten. Insbesondere dann, wenn du gerne improvisierst und dich an eigenen Rezepten ausprobieren möchtest, hast du in diesem Kapitel einige sinnvolle und gesunde Zutaten erhalten!

## Low-Carb-Backwaren als entscheidender Faktor für die Ernährungsumstellung

Eine Ernährungsumstellung ist bei weitem mit keiner Diät zu vergleichen! Diäten beziehen sich in der Regel auf einseitige Ernährungsweisen über einen kürzeren Zeitraum hinweg. Viele Diäten besitzen dabei das Potential, die Pfunde purzeln zu lassen, jedoch ärgern sich viele Menschen nach Beenden einer Diät über den sogenannten Jo-Jo-Effekt. Dieser tritt auf, wenn der Körper sich über einen bestimmten Zeitraum an eine gewisse Ernährung und an das Kaloriendefizit gewöhnt hat. Insbesondere bei einer starken Kalorienreduzierung geht der Körper irgendwann in einen Notfallmodus über und senkt die Kalorienzufuhr, die eigentlich benötigt wäre. Sobald die Diät jedoch beendet wurde und die Person wieder isst, wie zuvor, endet dieser Notfallmodus nicht automatisch. Der Körper freut sich über die neuen Kalorien und legt diese direkt in Fettreserven an, um sich auf die nächste scheinbare Krise vorzubereiten. Dieser Zusammenhang lässt sich mit der Evolution des Menschen erklären. Vor einigen Jahrhunderten war es noch nicht normal, zwei bis drei Mahlzeiten (plus Snacks) am Tag zu essen. Somit kann der menschliche Körper auch in der heutigen Zeit schnell in den Notfallmodus übergehen und Energie einsparen – wir nehmen also nicht mehr ab. Gleichzeitig werden die Kalorien wertgeschätzt und sinnvoll angelegt, sobald wieder ausreichend Nahrung vorhanden ist. Dieses nervige Überbleibsel aus der Evolution des Menschen sorgt also dafür, dass das Abnehmen von Gewicht oftmals schwerfällt und der Jo-Jo-Effekt ein großes Ärgernis ist.

Anstatt also auf eine Diät zu setzen, die eine, drei oder sieben Wochen lang andauert, bietet es sich an, die Ernährung vollkommen umzustellen. Insbesondere eine Umstellung der Ernährung zu einer Low-Carb-Ernährung ist dabei sinnvoll! Hier musst du dich nicht zwingend an einen rigiden Ernährungsplan halten und auch nicht hungern! Die Pfunde purzeln zwar langsamer, dafür aber beständiger und deine Psyche wird weniger belastet. Eine Ernährungsumstellung bedeutet darüber hinaus auch nicht, dass du nie wieder die Gerichte essen darfst, die eigentlich nicht mehr in die Ernährung passen. Insbesondere die Gesetzlichkeit ist es, die viele Menschen davon abhält, eine Diät durchzuziehen. Sie haben einmal etwas gegessen, was nicht in den Plan gepasst hat oder den Cheat-Day einen Tag zu lang ausgelebt - schnell kommt der Unmut und möchte einem weis machen, dass die Diät ohnehin nichts bringt. Bei einer Ernährungsumstellung hingegen gilt es, die gesamte Ernährung auf lange Sicht umzustellen und dennoch gelegentlich die leckeren Dinge des Lebens genießen zu können. Es ist bei einer Ernährungsumstellung vollkommen in Ordnung, wenn du einmal etwas kohlenhydrathaltiges verzehrst – solange du in deiner Grundernährung auf eine Reduzierung oder Verbesserung der beinhalteten Kohlenhydrate achtest.

Ein wichtiger Teil einer Ernährungsumstellung – insbesondere zur Low-Carb-Ernährung – ist die Ergänzung dieser Ernährung mit Backwaren. Bei Brot, Pizza und Kuchen geht die Beherrschung schnell flöten, denn es handelt sich bei diesen Backwaren nicht nur um leckere, sondern auch um schnelle und einfache Gerichte. Wie gerne holen wir uns in der Pause kurz ein Brötchen oder schieben abends schnell die Pizza in den Ofen, wenn wir keine Lust haben, richtig zu kochen? Die Umwandlung von Backwaren in Gerichte mit einem niedrigen Kohlenhydratanteil ist somit besonders wichtig für eine dauerhafte und erfolgsbringende Ernährungsumstellung. Du musst auf nichts verzichten und kannst dein Brot mit einem genauso leckeren Geschmack – jedoch mit weniger Kohlenhydraten – genießen. So läufst du weniger Gefahr, in alte Muster zu verfallen und kannst deine Gelüste dennoch erfüllen! Dies bedeutet, dass deine Lust auf ein Brötchen nicht sofort mit Verzicht – und negativen Gefühlen – im Zusammenhang stehen muss, sondern du dir einfach dein Brötchen in Low-Carb-Version selbst backst und genauso genießen kannst, wie zuvor!

## Low-Carb-Backwaren und Meal-Prep – eine unschlagbare Kombination für deinen gesunden Lebensstil!

Zugegeben, das Backen von Low-Carb-Gebäck, sei es süß oder herzhaft, kann mit etwas mehr Aufwand zusammenhängen als das Backen mit Weizenmehl und Industriezucker. Genau deswegen ist das Meal-Prep auch für Low-Carb-Backwaren eine hochwertige und wirkungsvolle Idee!

Das Meal-Prep bedeutet auf Deutsch ungefähr so viel, wie „Mahlzeiten vorbereiten“. Wer dieses Meal-Prepping betreibt, der überlegt sich in der Regel einmal in der Woche, was er in den nächsten Tagen essen möchte, kauft alle Zutaten dafür ein und bereitet an einem freien Tag, zum Beispiel am Wochenende, so viel vor, wie möglich. Die Vorteile vom Meal-Prepping sind Große! Insbesondere im stressigen Alltag fällt es vielen Menschen schwer, sich gesund und hochwertig zu ernähren, schließlich fehlt einfach die Zeit. Anstatt sich also morgens vor der Arbeit einen Snack für die Mittagspause vorzubereiten, schlafen einige Menschen lieber etwas länger und holen sich kurz etwas beim Bäcker. Wenn du deine Mahlzeiten jedoch vorbereitest, weißt du ganz genau, was es an dem jeweiligen Tag gibt, und hast die Grundzutaten, oder bereits die gesamte Mahlzeit, vorbereitet im Kühlschrank stehen. Backwaren können einen großen Teil des Gerichte-Planens und -Vorbereitens ausmachen und dir das Unternehmen sogar noch erleichtern! So kannst du unter anderem einen Brotlaib backen, der dich die gesamte kommende Woche mit Low-Carb-Brot für das Frühstück oder für die Mittagspause versorgt. Auch kleine, süße oder herzhafte Snacks in der Planung für die Woche bewahren dich davor, in alte Muster zu verfallen und doch einen Muffin oder ein Stück Kuchen zu kaufen. Wenn du ohnehin bereits deine Mahlzeiten planst, dann bietet sich das Einbinden von Low-Carb-Backwaren also hervorragend an! Beginnst du jetzt erst mit dem Meal-Prepping, ist es dringend ratsam, von Anfang an auch kohlenhydratarme Backwaren einzuplanen, denn sie werden dein Leben nicht nur vereinfachen und dich vor Heißhungerattacken bewahren, sondern auch eine leckere und gesunde Komponente in deiner Ernährungsumstellung darstellen!

## Backbuch: 50 einfache Rezepte – vom Brötchen über Pizza bis zu Plätzchen

Dieses Kapitel des Buches in deinen Händen stellt das Hauptkapitel dar, denn hier wirst du alle wichtigen Low-Carb-Backrezepte finden! Aufgeteilt sind die über 50 Rezepte auf die Kategorien „Brot und Brötchen“, „Scones und Muffins“, „Kuchen“, „Herzhafte Backrezepte“ sowie „Snacks“. Somit sollten sich für jeden Geschmack und jede Mahlzeit hochwertige und gesunde Rezepte mit wenig Kohlenhydraten finden lassen. Für die Weihnachtszeit findest du im Bonus-Kapitel weitere sieben Rezepte für Weihnachtsplätzchen, die mit wenig Kohlenhydraten hergestellt werden können und dir dennoch Vorfreude auf das Fest bereiten können! Viel Spaß beim Durchlesen der Rezepte, beim Besorgen der Zutaten und Ersatzzutaten, beim Zubereiten und Backen und selbstverständlich beim anschließenden, gesunden Genießen!

# Low-Carb-Brot und Brötchen

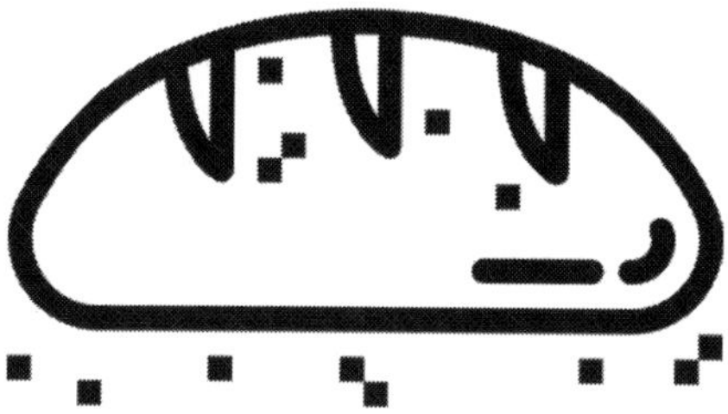

## Magerquark-Brot

***Zutaten:***

- 1 große Möhre
- 150 g Sonnenblumenkerne
- 70 g Leinsamen (geschrotet)
- 50 g Sesam
- 50 g Amaranth (gepufft)
- 1 TL Salz
- 3 Eiweiß
- 250 g Magerquark

***Zubereitung:***

1. Heize den Backofen auf 200 Grad Celsius (Ober- und Unterhitze) vor und belege ein Backblech mit Backpapier.
2. Wasche und schäle die Möhre und rasple sie mit einer Reibe fein.
3. Vermenge die Sonnenblumenkerne in einer Schüssel mit den Leinsamen, dem Sesam, dem Amaranth sowie dem Salz.
4. Trenne die Eier und gib das Eiweiß sowie den Quark zu den trockenen Zutaten in die Schüssel.

5. Gib die geraspelte Möhre hinzu und vermenge alle Zutaten gründlich miteinander. Lasse den Teig anschließend zehn Minuten lang quellen.
6. Gib den Teig auf das Backpapier auf dem Backblech und forme es zu einem ungefähr 20 Zentimeter langen Brotlaib. Schneide die Oberfläche schräg ein.
7. Backe das Brot für 50 Minuten im vorgeheizten Ofen und lasse es anschließend vollkommen auf einem Kuchengitter abkühlen, bevor du es anschneidest.

## Haselnussbrot

***Zutaten:***

- 150 g Leinsamenmehl
- 40 g Flohsamenschalen (gemahlen)
- 50 g geröstete Haselnüsse (gehackt)
- 30 g Walnussmehl
- 20 g Sonnenblumenkerne
- 1 Pck. Backpulver
- 7 g Salz
- 10 g Chia-Samen
- 200 g Quark (20 % Fett)
- 3 Eier
- 50 ml Wasser

***Zubereitung:***

1. Schlage die Eier in einer Rührschüssel auf und verquirle sie darin mit dem Quark sowie dem Wasser.
2. Gib nun alle trockenen Zutaten hinzu und knete die Masse, bis ein homogener Teig entstanden ist.
3. Lasse den Teig 15 Minuten lang bei Zimmertemperatur ruhen und heize währenddessen den Backofen auf 200 Grad Celsius (Ober- und Unterhitze) vor.
4. Belege ein Backblech mit Backpapier.
5. Gib den Teig auf das Backpapier und forme ihn mit den Händen zu einem kleinen, ovalen Brotlaib. Schneide die Oberfläche mit einem scharfen Messer merhmals ein.

6. Gib das Backblech in das untere Drittel des Ofens und backe das Brot 55 bis 60 Minuten lang. Wenn dir die Oberfläche zu dunkel wird, kannst du sie die letzten 15 Minuten der Backzeit mit Alufolie abdecken.
7. Lasse das Brot vor dem Anschneiden vollkommen abkühlen.

## Zucchini-Brot

***Zutaten:***

- 2 Zucchini
- 300 g Magerquark
- 6 Eier
- 300 g Mandeln (gemahlen)
- Nach Belieben: Gewürze, Speckwürfel, Zwiebeln

***Zubereitung:***

1. Wasche die Zucchini gründlich unter fließendem Wasser und rasple sie anschließend mit einer Reibe fein.
2. Gib die Zucchini-Raspel in eine Schüssel und lasse sie eine Stunde lang ruhen.
3. Drücke die Zucchini anschließend aus, um überschüssige Flüssigkeit zu entfernen.
4. Gib nun den Magerquark, die Eier sowie die gemahlenen Mandeln zu den Zucchini-Raspeln und vermenge alle Zutaten zu einem homogenen Teig.
5. Den Teig kannst du nach Belieben mit optionalen Zutaten würzen.
6. Fette eine Kastenform mit etwas Pflanzenöl ein und gib den Teig in diese. Heize den Backofen auf 180 Grad Celsius (Ober- und Unterhitze) vor.
7. Schiebe die Kastenform mit dem Brot-Teig auf die mittlere Stufe und lasse das Brot 40 Minuten lang backen. Schneide das Zucchini-Brot erst nach dem vollständigen Auskühlen an.

## Veganes Low-Carb-Brot

***Zutaten:***

- 200 g Mandeln (gemahlen)
- 40 g Sonnenblumenkerne
- 40 g Kürbiskerne
- 4 EL Leinsamen (geschrotet)
- 4 EL Flohsamenschalen (gemahlen)
- 2 TL Backpulver
- 1 TL Salz
- 2 EL Olivenöl
- 280 ml Wasser (lauwarm)

***Zubereitung:***

1. Heize den Backofen auf 180 Grad Celsius (Ober- und Unterhitze) vor.
2. Vermenge alle trockenen Zutaten in einer großen Schüssel miteinander.
3. Gib nun das Wasser sowie das Olivenöl hinzu und knete den Teig so lange, bis dieser homogen ist.
4. Belege ein Backblech mit Backpapier und befeuchte deine Hände mit Wasser.
5. Gib den Teig auf das Backpapier und forme ihn mit deinen Händen zu einem ovalen Brotlaib. Bestreue das Brot nach Belieben mit Kürbiskernen oder Sonnenblumenkernen.
6. Backe das Low-Carb-Brot für 60 bis 70 Minuten auf der mittleren Schiene deines Backofens und lasse es anschließend für mindestens 20 Minuten auf einem Kuchengitter abkühlen.

## Eiweiß-Brot

***Zutaten:***

- 100 g Leinsamen (geschrotet)
- 100 g Mandeln (gemahlen)
- 5 Eiweiß
- 50 g Weizenkleie
- 1 Pck. Backpulver
- 1 Handvoll Sonnenblumenkerne und Haselnüsse (gehackt)
- 1 TL Salz

***Zubereitung:***

1. Heize den Backofen auf 170 Grad Celsius (Ober- und Unterhitze) vor.
2. Gib alle trockenen Zutaten in eine Rührschüssel und vermenge sie grob miteinander.
3. Schlage die Eier auf und trenne das Eigelb vom Eiweiß. Gib die Eiweiße in die Rührschüssel.
4. Verrühre den Teig mit einem Löffel oder einem Schneebesen, bis dieser eine homogene Masse bildet.
5. Fette eine Kastenform mit etwas Pflanzenöl aus und gib den Teig anschließend in die Form.
6. Backe das Brot auf der mittleren Schiene deines Backofens für 50 bis 60 Minuten und lasse es vor dem Anschneiden gründlich auskühlen.

## Körnerbrot

***Zutaten:***

- 160 g gemischte Nüsse (Walnüsse, Haselnüsse, Mandeln, Cashewkerne)
- 420 ml Wasser (lauwarm)
- 120 g Leinsamen (gemahlen)
- 40 g Flohsamenschalen (gemahlen)
- 100 g Sonnenblumenkerne
- 50 g Kürbiskerne
- 40 g Olivenöl
- 2 EL Mandelmus
- 2 TL Salz

***Zubereitung:***

1. Heize deinen Backofen auf 180 Grad Celsius (Umluft) vor.
2. Gib die Nüsse in einen Standmixer und zerkleinere sie darin grob oder hacke sie alternativ mit einem Messer klein.
3. Vermenge die Leinsamen- und Flohsamenschalen mit dem Wasser und lasse die Zutaten zwei Minuten lang quellen.
4. Gib nun die gehackten Nüsse, die Sonnenblumenkerne, die Kürbiskerne, das Salz, das Olivenöl sowie das Mandelmus hinzu und vermenge alle Zutaten gründlich miteinander.
5. Fette eine Kastenform mit etwas Pflanzenöl aus und gib den Teig in diese.
6. Backe das Brot für 40 Minuten im Backofen in der Form. Anschließend nimmst du das Brot aus der Form und backst es auf dem, mit Backpapier ausgelegten, Blech für weitere 35 bis 40 Minuten.
7. Das Brot ist fertig, wenn du es anklopfst und es hohl klingt. Lasse das Brot nach dem Backen gründlich auskühlen.

## Mandel-Quark-Brötchen

***Zutaten:***

- 300 g Mandeln (gemahlen)
- 125 g Frischkäse
- 4 Eier
- 200 g Quark
- 25 g Leinsamen
- 50 g Chia-Samen
- 1 TL Backpulver
- Salz und Pfeffer

***Zubereitung:***

1. Heize deinen Backofen auf 175 Grad Celsius (Ober- und Unterhitze) vor.
2. Gib die Leinsamen sowie die Chia-Samen in einen Standmixer und zerkleinere die Zutaten, bis eine mehlige Konsistenz entsteht.
3. Gib die zerkleinerten Chia- und Leinsamen sowie alle restlichen Zutaten in eine Rührschüssel und vermenge alle Zutaten zu einem homogenen Teig.
4. Würze den Teig mit Salz und Pfeffer und lasse ihn eine Viertelstunde lang ruhen. Der Teig ist zunächst noch recht flüssig, wird nach der Ruhephase jedoch fester sein.
5. Lege nun ein Backblech mit Backpapier aus und forme mit feuchten Händen sechs Brötchen aus dem Teig.
6. Gib die Brötchen mit reichlich Abstand zueinander auf das Backblech und bestreue sie nach Belieben mit Körnern oder geraspeltem Käse.
7. Backe die Brötchen für ungefähr 30 Minuten auf der mittleren Schiene deines Backofens.

## Low-Carb-Hefebrötchen

***Zutaten:***

- 150 g Mandelmehl
- 50 g Flohsamenschalen (gemahlen)
- 50 g Leinsamen (geschrotet)
- 50 g Kokosmehl
- 1 Pck. Trockenhefe
- 2 Eier
- 4 EL Pflanzenöl
- 50 g Sesamsamen
- 1 Prise Salz
- Nach Bedarf: lauwarme Milch

***Zubereitung:***

1. Vermenge in einer Rührschüssel das Mandelmehl mit den Flohsamenschalen, den Leinsamen, dem Kokosmehl, der Hefe sowie dem Salz.
2. Gib die Eier sowie das Öl hinzu und verknete alle Zutaten zu einem glatten Teig (wenn der Teig zu trocken ist, kannst du einen Schuss lauwarme Milch hinzugeben.
3. Decke den Teig in der Schüssel mit einem Tuch ab und lasse ihn 45 Minuten lang gehen.
4. Heize währenddessen den Backofen auf 180 Grad Celsius (Ober- und Unterhitze) vor und lege ein Backblech mit Backpapier aus.
5. Zerteile den Teig in acht Teile und befeuchte deine Hände.

6. Forme insgesamt acht Bällchen aus dem Teig und lege diese auf das Backblech. Lasse die Brötchen weitere 15 Minuten lang gehen.
7. Bestreiche die Brötchen nun mit Wasser und bestreue sie mit dem Sesam.
8. Backe die Brötchen auf der mittleren Schiene für 30 Minuten, bis sie goldbraun sind.

## Helle Brötchen

### *Zutaten:*

- 200 g Mandelmehl
- 250 ml heißes Wasser
- 3 Eiweiß
- 5 EL Flohsamenschalenpulver (gemahlen)
- 2 TL Backpulver
- 1 TL Meersalz
- 2 TL Apfelessig
- 2 EL Sesamsamen (optional)

### *Zubereitung:*

1. Heize deinen Backofen auf 175 Grad Celsius (Umluft) vor.
2. Vermenge nun alle trockenen Zutaten in einer großen Rührschüssel und bringe währenddessen das Wasser zum Kochen.
3. Gib den Essig sowie das Eiweiß zu den trockenen Zutaten in die Rührschüssel und vermenge alle Zutaten mit einem Handrührgerät.
4. Gib nun das heiße Wasser hinzu und vermenge den Teig für weitere 30 Sekunden.
5. Lege ein Backblech mit Backpapier aus und befeuchte deine Hände. Forme aus dem Teig sechs Bälle und lege diese auf das Backpapier.
6. Bestreiche die Brötchen nach Belieben mit etwas Wasser und bestreue sie mit Sesamsamen.
7. Backe die Brötchen für 50 bis 60 Minuten auf der unteren Schiene deines Ofens.

## Knackige Körnerbrötchen

***Zutaten:***

- 250 g Magerquark
- 30 g Sonnenblumenkerne
- 55 g Weizenkleie
- 20 g Kichererbsen-Mehl
- 100 g gemischte Körner
- 3 Eier
- 15 g Leinsamen (gemahlen)
- 15 g Flohsamenschalen (gemahlen)
- 1½ TL Backpulver
- 1 TL Salz

***Zubereitung:***

1. Heize den Backofen auf 220 Grad Celsius (Ober- und Unterhitze) vor.
2. Gib den Quark in eine Rührschüssel und schlage die Eier ebenfalls in diese auf. Vermenge Eier und Quark gründlich miteinander.
3. Gib nun die Sonnenblumenkerne, die Leinsamen, die Flohsamenschalen, die Weizenkleine sowie das Kichererbsen-Mehl hinzu und vermenge alle Zutaten zu einem glatten Teig.
4. Füge anschließend das Backpulver sowie das Salz hinzu und vermenge alle Zutaten erneut miteinander.
5. Belege ein Backblech mit Backpapier und befeuchte deine Hände. Fülle die gemischten Körner auf einen flachen Teller.

6. Forme aus dem Teig vier Kugeln und wälze diese in der Körnermischung. Gib die Brötchen anschießend auf das Backpapier und ritze sie einmal längst ein.
7. Backe die Brötchen für 30 Minuten auf der unteren oder mittleren Schiene deines Backofens.

# Low-Carb-Scones und Muffins

## Mandel-Buttermilch-Scones

*Zutaten:*

- 250 ml Buttermilch
- 125 g Butter
- 200 g Mandeln (gemahlen)
- 30 g Kokosmehl
- 30 g Flohsamenschalen (gemahlen)
- 50 g Xylit
- 3 Eier
- 15 g Backpulver
- 1 Prise Salz
- 1 Eigelb
- 50 g Mandelsplitter

*Zubereitung:*

1. Heize deinen Backofen auf 160 Grad Celsius (Umluft) vor und nimm die Butter aus dem Kühlschrank, damit diese Zimmertemperatur erreicht.
2. Vermenge in einer Rührschüssel die Eier mit der Buttermilch. Gib anschließend die Butter hinzu und rühre diese ebenfalls unter.

3. Gib nun die gemahlenen Mandeln, das Kokosmehl, die gemahlenen Flohsamenschalen, das Xylit, das Backpulver sowie das Salz hinzu und vermenge alle Zutaten zu einem Teig.
4. Rolle dein Teig auf eine Dicke von zwei bis drei Zentimetern aus.
5. Stich mit einem Ausstecher oder einem Glas aus dem Teig ungefähr 15 Kreise aus und lege diese mit reichlich Abstand zueinander auf ein Backblech, welches du mit Backpapier belegt hast.
6. Trenne das Eigelb von dem Eiweiß und verquirle es in einer Schüssel.
7. Bepinsle die Scones mit dem Eiweiß und bestreue sie nach Belieben mit den Mandelsplittern.
8. Backe die Scones für ungefähr 20 bis 30 Minuten auf der mittleren Schiene deines Backofens.

## Herzhafte Knoblauch-Butter-Scones

*Zutaten:*

- 60 g Mandelmehl
- 30 g Kokosmehl
- ½ TL Guarkernmehl
- 1 TL Backpulver
- 125 g Mozzarella
- 50 g Butter
- 1 Ei
- 2 Knoblauchzehen
- 2 EL gemischte Kräuter
- 1 TL Salz

*Zubereitung:*

1. Heize den Backofen auf 175 Grad Celsius (Umluft) vor und lege ein Backblech mit Backpapier aus.
2. Vermenge das Kokosmehl mit dem Guarkernmehl, dem Backpulver, dem Kokosmehl sowie dem Mandelmehl in einer Schüssel.
3. Schneide den Mozzarella in kleine Würfel und schäle die Knoblauchzehen. Gib Mozzarella, Knoblauch, Butter und Kräuter sowie das Ei in einen hohen Behälter und püriere die Masse fein.
4. Rühre nun esslöffelweise die trockene Mischung in die feuchte Teigmischung, bis ein homogener Teig entstanden ist. Umhülle den Teig mit Frischhaltefolie und lasse ihn eine Stunde im Kühlschrank ruhen.
5. Rolle den Teig nun auf eine Höhe von zwei bis drei Zentimetern aus und schneide ihn wie einen Kuchen in acht Dreiecke.
6. Verteile die Dreiecke auf dem Backblech und backe sie 20 bis 25 Minuten lang goldbraun.

## Haferflocken-Scones

***Zutaten:***

- 400 g Dinkel-Vollkornmehl
- 120 g kernige Haferflocken
- 250 g Joghurt
- 100 g Butter
- 40 g Vollrohrzucker
- 2 Eier
- 1 Pck. Backpulver
- 1 Eigelb
- Salz

***Zubereitung:***

1. Heize den Backofen auf 180 Grad Celsius (Umluft) vor und belege ein Backblech mit Backpapier.
2. Vermenge in einer Schüssel das Mehl mit dem Backpulver, dem Zucker sowie einer Prise Salz.
3. Gib nun die Eier sowie die Butter in kleinen Portionen hinzu und rühre den Teig mit einem Handrührgerät.
4. Füge nun Joghurt sowie 100 Gramm der Haferflocken hinzu und verknete alle Zutaten zu einem glatten Teig.
5. Rolle den Teig auf eine Dicke von drei Zentimetern aus und steche mit einem Ausstecher oder einem Glas runde Plätzchen aus.
6. Lege die runden Scones auf dem Backpapier mit reichlich Abstand zueinander aus.
7. Trenne das Eigelb vom Eiweiß und verquirle es in einer kleinen Schüssel. Bestreiche die Scones mit dem Eigelb und bestreue sie mit den restlichen Haferflocken.
8. Backe die Scones für ungefähr 15 Minuten, bis sie goldgelb sind und lasse sie anschließend 20 Minuten lang auf einem Kuchengitter auskühlen.

## Britische Tea-Time-Scones

***Zutaten:***

- 200 g Mandelmehl
- 1 TL Backpulver
- ½ TL Natron
- 25 g Erythrit
- 1 Ei
- 70 g Butter
- 1 TL Zitronensaft
- 3-4 EL Mandelmilch
- Salz

***Zubereitung:***

1. Heize deinen Backofen auf 180 Grad Celsius (Umluft) vor und lege ein Backblech mit Backpapier aus.
2. Vermenge in einer großen Rührschüssel alle Zutaten miteinander. Die Butter sollte dabei noch kalt aus dem Kühlschrank kommen.
3. Rolle den Teig drei bis vier Zentimeter dick zu einem großen Kreis aus und schneide diesen in sechs Dreiecke.
4. Gib die Scones auf das Backpapier und backe sie für 15 bis 17 Minuten, bis sie goldgelb sind.
5. Serviere die Scones nach Belieben mit Marmelade sowie Tee.

## Blaubeer-Scones mit Zimt

***Zutaten:***

- 250 Haferflocken
- 50 g Mandeln (gehackt)
- 20 g Chia-Samen
- 2 Eier
- 40 g Kokosblütenzucker
- 100 g Apfelmus (ungesüßt)
- 60 g Kokosöl
- 100 g Blaubeeren
- 1 TL Zimt
- ½ TL Ingwer (gerieben)
- ½ Pck. Backpulver

***Zubereitung:***

1. Heize deinen Backofen auf 180 Grad Celsius (Umluft) vor und lege ein Backblech mit Backpapier aus.
2. Gib die Haferflocken in einen Standmixer und mahle sie fein, bis sie eine mehlige Konsistenz erhalten.
3. Erwärme das Kokosöl, bis es flüssig ist und gib dieses gemeinsam mit den gehackten Mandeln, den Chia-Samen, den Eiern, dem Kokosblütenzucker, dem Apfelmus sowie Zimt, Ingwer und Backpulver zu den gemahlenen Haferflocken.
4. Verrühre alle Zutaten zu einem glatten Teig und habe anschließend die Blaubeeren unter.
5. Zerteile den Teig zu kleinen Kugeln und lege diese mit reichlich Abstand auf das Backpapier. Drücke die Kugeln leicht flach.
6. Backe die Blaubeer-Scones für 30 Minuten auf der mittleren Schiene deines Backofens.

## Schokoladen-Muffins

***Zutaten:***

- 75 g Butter (weich)
- 120 g Mandeln (gemahlen)
- 50 g Haselnüsse (gehackt)
- 50 g Zartbitterschokolade
- 2 Eier
- 4 EL Xylit
- 3 TL Backpulver
- 2 EL Kakaopulver

***Zubereitung:***

1. Heize den Backofen auf 180 Grad Celsius (Ober- und Unterhitze) vor und lege Papierförmchen in eine Muffinform aus.
2. Schlage die Butter in einer Schüssel mit dem Xylit cremig und gib die Eier nach und nach hinzu.
3. Füge nun die Mandeln, das Backpulver sowie das Kakaopulver hinzu und vermenge alle Zutaten zu einem Teig.
4. Hacke die Schokolade klein und hebe die Raspeln gemeinsam mit den Haselnüssen ebenfalls unter den Teig.
5. Teile den Teig auf die Muffinförmchen auf und backe ihn auf der mittleren Ofenschiene für 25 Minuten.

## Apfel-Rosinen-Muffins

***Zutaten:***

- 200 g Mandeln (gemahlen)
- 100 g Butter
- 4 Eier
- 1 Apfel
- 20 g Rosinen
- 4 EL Erythrit
- ½ TL Natron
- 1 TL Zimt
- 1 Prise Salz

***Zubereitung:***

1. Heize deinen Backofen auf 175 Grad Celsius (Umluft) vor und gib acht Papier- oder Silikonformen in eine Muffinform.
2. Trenne die Eier und schlage die Eiweiße mit einer Prise Salz steif.
3. Schäle die Äpfel und entkerne sie. Reibe den Apfel mit einer Handreibe klein.
4. Gib die Butter in einen Topf und schmilz sie in diesem.
5. Gib die Eigelbe mit dem geriebenen Apfel, der flüssigen Butter, dem Natron, dem Zimt sowie dem Erythrit in eine Rührschüssel und vermenge alle Zutaten miteinander.
6. Füge nun die gemahlenen Mandeln sowie die Rosinen hinzu und hebe anschließend den Eischnee vorsichtig unter.
7. Teile den Teig auf acht Muffinförmchen auf und backe die Muffins für 20 bis 25 Minuten.

## Möhren-Muffins

***Zutaten:***

- 4 Eier
- 2 Möhren
- 100 g Xylit
- 180 g Mandeln (gemahlen)
- 60 g Haselnüsse (gemahlen)
- 1 TL Zimt

***Zubereitung:***

1. Heize deinen Backofen auf 200 Grad Celsius (Ober- und Unterhitze) vor und gib Papier- oder Silikonförmchen in deine Muffinform.
2. Wasche und schäle die Möhren und rasple sie anschließend mit einer Handreibe fein.
3. Trenne die Eier und schlage das Eiweiß in einer Schüssel schaumig.
4. Schlage das Eigelb in einer zweiten Schüssel mit dem Xylit ebenfalls schaumig und gib nach und nach die Möhren, die Nüsse sowie den Zimt hinzu.
5. Hebe nun vorsichtig den Eiweiß-Schnee unter die Masse und gib den Teig in die Muffinformen.
6. Backe die Muffins für 20 bis 25 Minuten auf der mittleren Schiene deines Backofens.

## Zweifarbige Muffins

***Zutaten:***

- 125 g Kokosmehl
- 80 g Erythrit
- 200 g Butter
- 4 Eier
- ½ TL Zimt
- ½ Zitrone
- 1 Pck. Backpulver
- 6 EL Kokosmilch
- 1 TL Backkakao

***Zubereitung:***

1. Heize den Backofen auf 180 Grad Celsius (Umluft) vor und gib Papier- oder Silikonförmchen in deine Muffinform.
2. Gib das Kokosmehl mit dem Erythrit in eine Rührschüssel und verrühre die Zutaten anschließend mit der Butter, den Eiern, dem Zimt sowie dem Backpulver
3. Reibe etwas Schale der Zitrone ab und presse den Saft aus. Gib den Saft sowie den Abrieb ebenfalls zum Teig und vermenge alle Zutaten gründlich miteinander.
4. Teile den Teig nun auf zwei Schüsseln auf.
5. Gib in eine Schüssel den Backkakao sowie die Kokosmilch hinzu und verrühre den Teig, bis eine homogene Masse entstanden ist.
6. Gib nun löffelweise beide Teigsorten in die Muffinförmchen, sodass eine zweifarbige Optik entsteht.
7. Backe die Muffins für 20 bis 30 Minuten auf der mittleren Schiene.

## Blaubeer-Muffins

***Zutaten:***

- 300 g Haferkleie
- 200 g Mandelmehl
- 2 TL Backpulver
- 150 g Erythrit
- 4 TL Stevia-Pulver
- 400 g Magerquark
- 300 g Blaubeeren
- 80 ml Rapsöl
- 2 Eier
- Nach Bedarf: Milch

***Zubereitung:***

1. Heize den Backofen auf 180 Grad Celsius (Ober- und Unterhitze vor) und gib Papier- oder Silikonförmchen in deine Muffinform.
2. Vermenge das Mandelmehl mit der Haferkleie sowie dem Backpulver in einer Rührschüssel.
3. Gib anschließend Erythrit sowie das Stevia-Pulver hinzu und vermenge alle Zutaten erneut.
4. Füge nun die Eier, den Magerquark sowie das Rapsöl hinzu und verrühre die Zutaten mit einem Handrührgerät zu einem glatten Teig.
5. Wasche die Blaubeeren und hebe diese unter den Teig.
6. Teile den Teig auf die Muffinförmchen auf und backe ihn für 30 Minuten auf der mittleren Schiene. Lasse die Muffins nach Ende der Backzeit bei geöffneter Backofentür kurz auskühlen, bevor du sie herausnimmst.

# Low-Carb-Kuchen

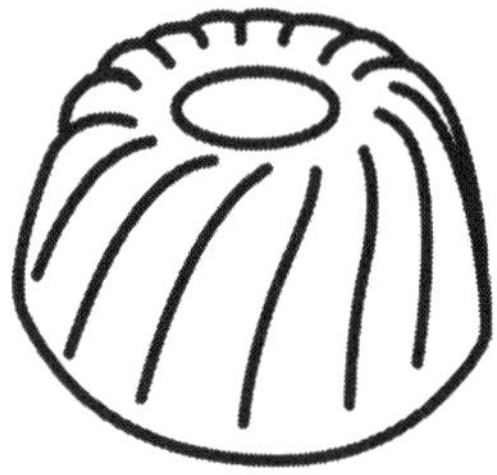

## Marmorkuchen

***Zutaten:***

- 6 Eier
- 60 g Erythrit
- 50 g Xylit
- 5 Tropfen Stevia
- 50 g Butter
- 250 g Quark
- 1 Pck. Vanillearoma
- ¼ TL Backpulver
- 1 EL Mandelmehl
- 1½ EL Kokosmehl
- 190 g Mandeln (gemahlen)
- 2 EL Backkakao
- 1 Prise Salz
- ½ TL Zimt

***Zubereitung:***

1. Heize den Backofen auf 160 Grad Celsius (Ober- und Unterhitze vor) und fette eine Backform mit etwas Butter aus.
2. Rühre die Butter mit dem Erythrit, dem Xylit sowie den Stevia-Tropfen schaumig.
3. Trenne die Eier und gib die Eigelbe nach und nach unter die Buttermasse.
4. Gib nun Quark, Vanillearoma, Mandelmehl, Kokosmehl, Backpulver sowie Mandeln unter die Buttermasse und vermenge alle Zutaten zu einem Teig.
5. Schlage die Eiweiße in einer zweiten Schüssel mit der Prise Salz zu einem Eischnee und hebe diesen anschließend vorsichtig unter den Teig.
6. Fülle die Hälfte des Teiges in die Backform.
7. Gib in den restlichen Teig den Backkakao und vermenge alle Zutaten, bis der Teig eine dunkle Farbe angenommen hat.
8. Gib den Kakao-Teig nun auf den hellen Teig in die Form und hebe den dunklen Teig mit einem Stäbchen oder einer Gabel unter den hellen Teig.
9. Backe den Kuchen auf der mittleren Schiene deines Ofens für ungefähr 50 Minuten und lasse ihn anschließend mindestens 15 Minuten lang auskühlen, bevor du ihn aus der Form stürzt.

## Schokoladen-Brownies

***Zutaten:***

- 70 g Mandelmehl
- 55 g Butter
- 30 g Zartbitterschokolade
- 40 g Backkakaopulver
- 2 Eier
- 150 g Erythrit
- ½ TL Backpulver
- 1 Pck. Vanillearoma

***Zubereitung:***

1. Heize den Backofen auf 170 Grad Celsius (Ober- und Unterhitze) vor.
2. Hacke die Schokolade klein und gib diese zusammen mit der Butter in einen kleinen Kochtopf.
3. Schmilz Butter und Schokolade auf niedriger Hitzestufe, bis eine cremige Konsistenz entstanden ist.
4. Fülle die Schokoladen-Butter in eine Rührschüssel und gib das Mandelmehl, das Backkakaopulver, das Erythrit sowie Backpulver und Vanillearoma hinzu.
5. Trenne die Eier und gib die Eigelbe ebenfalls zu dem Teig. Vermenge alle Zutaten zu einem glatten Teig.
6. Schlage die Eiweiße auf und hebe den Eischnee vorsichtig unter den Teig.
7. Gib den Teig in eine Brownie-Form (oder eine kleine Auflaufform) und streiche ihn glatt.
8. Backe die Brownies für 20 Minuten.

## Apfelkuchen

***Zutaten:***

- 120 g Mandelmehl
- 50 g Mandeln (gemahlen)
- 100 g Frischkäse
- 4 Eier
- 1 TL Vanilleextrakt
- 2 TL Zimt
- 3 Äpfel
- 90 g Erythrit
- 115 g Butter
- 1 TL Backpulver
- 1 Prise Salz

***Zubereitung:***

1. Heize den Backofen auf 180 Grad Celsius (Umluft) vor und fette eine runde Kuchenform mit etwas Butter oder Pflanzenöl ein.
2. Wasche und schäle die Äpfel und entkerne sie. Schneide die Äpfel anschließend in kleine Stücke.
3. Schmilz die Butter in einem Kochtopf oder in der Microwelle und gib sie anschließend in eine Rührschüssel.
4. Gib das Erythrit sowie den Frischkäse und den Vanilleextrakt zur Butter und verrühre alle Zutaten miteinander.
5. Füge nun nach und nach die Eier hinzu und rühre sie gründlich unter.
6. Anschließend gibst du das Mandelmehl, die gemahlenen Mandeln, das Backpulver sowie Zimt und Salz hinzu und vermengst alle Zutaten zu einem glatten Teig.
7. Hebe die Äpfel unter und gib den Teig in die gefettete Backform.
8. Backe den Apfelkuchen für 40 Minuten und lasse ihn anschließend mindestens zehn Minuten lang auskühlen.

## Käsekuchen

***Zutaten:***

- 125 g Mandelmehl
- 70 g Butter
- 110 ml Pflanzenöl
- 250 g Quark
- 200 g Schmand
- 3 Eier
- 135 g Xylit
- 250 ml Milch plus 1 Schuss Milch
- ½ Pck. Vanille-Puddingpulver

***Zubereitung:***

1. Heize deinen Backofen auf 175 Grad Celsius (Umluft) vor und fette eine Springform ein.
2. Knete aus einem Ei, dem Mandelmehl, der Butter sowie 35 Gramm des Xylits einen Mürbeteig. Gib einen Schuss Milch hinzu, wenn der Teig zu bröselig ist.
3. Wickle den Teig in Frischhaltefolie ein und lasse ihn 30 Minuten lang im Kühlschrank ruhen.
4. Währenddessen vermengst du das Öl mit dem Quark, dem Schmand, den restlichen Eiern, dem restlichen Xylit, der Milch sowie dem Puddingpulver, bis eine homogene Masse entstanden ist.
5. Rolle den kalten Mürbeteig aus und lege ihn auf den Boden der Springform. Drücke die Ränder mit den Fingern leicht an.
6. Fülle die Quarkmasse auf den Mürbeteig und backe den Kuchen für 75 Minuten auf der mittleren Schiene deines Backofens.

## Erdbeerkuchen

***Zutaten:***

- 300 g Mandelmehl
- 50 g plus 2 TL Erythrit
- 75 g Kokosöl
- 1 TL Vanilleextrakt
- 1 kg Erdbeeren
- 50 g Xylit
- 1 TL Xanthan gum

***Zubereitung:***

1. Heize deinen Backofen auf 180 Grad Celsius (Umluft) vor und fette eine Tarteform mit Pflanzenöl oder Butter ein.
2. Vermenge das Mandelmehl mit den zwei Teelöffeln Erythrit. Schmilz das Kokosöl in der Mikrowelle oder in einem Kochtopf und gebe es gemeinsam mit dem Vanilleextrakt unter die Masse.
3. Knete den Teig, bis eine homogene Masse entstanden ist und drücke ihn anschließend in der Tarteform fest.
4. Backe den Teig für 15 Minuten im Ofen und lasse ihn anschließend abkühlen.
5. Wasche währenddessen die Erdbeeren und gib 800 Gramm der Früchte mit dem Xylit und den 50 Gramm Erythrit in einen Kochtopf. Lasse die Masse unter Rühren aufkochen, reduziere die Hitze anschließend und lasse die Erdbeeren zehn Minuten lang köcheln.
6. Gib die Erdbeeren in ein Sieb und lasse sie abtropfen.
7. Fülle die Erdbeeren nun in einen Standmixer und püriere sie fein. Gib das Xanthan gum hinzu und lasse die Masse zwei Minuten lang andicken.
8. Verstreiche das Erdbeerpüree nun auf dem Teigboden.
9. Schneide die restlichen Erdbeeren in Scheiben und belege damit die Püree-Masse. Stelle den Kuchen vor dem Servieren zwei Stunden lang in den Kühlschrank.

## Zitronen-Schnitten

***Zutaten:***

- 5 Eier
- 180 g Mandelmehl
- ½ TL Zimt
- 300 g Xylit
- 55 g Kokosöl
- ¼ TL Salz
- ½ TL Backpulver
- 750 g Frischkäse
- 1 TL Zitronenschalen-Abrieb
- 3 EL Zitronensaft

***Zubereitung:***

1. Heize deinen Backofen auf 160 Grad Celsius (Umluft) vor und fette eine rechteckige Backform ein.
2. Vermenge in einer Schüssel zwei der Eier mit dem Mandelmehl, dem Zimt, 75 Gramm des Xylits, dem Kokosöl sowie Salz und Backpulver zu einer glatten Masse.
3. Gib den Teig in die Backform und drücke sie fest an.
4. Verrühre in einer zweiten Schüssel den Frischkäse mit einem Handrührgerät cremig und gib nach und nach die restlichen drei Eier hinzu.
5. Füge nun die 225 Gramm Xylit, den Zitronenschalen-Abrieb sowie den Zitronensaft hinzu und verrühre alle Zutaten zu einer homogenen Masse.
6. Gib die Füllung auf den Boden in die Backform und backe den Kuchen für 45 Minuten auf der mittleren Schiene deines Backofens.

## Mandel-Galette mit Pflaumenfüllung

***Zutaten:***

- 280 g Mandeln (gemahlen)
- 40 g Mandelmehl
- 200 g Butter
- 57 g Kokosblütenzucker (plus 1 EL)
- 1 Ei
- 8 Pflaumen
- 300 g Schmand
- 1 Zitrone
- 2 EL Mandelblättchen

***Zubereitung:***

1. Heize den Backofen auf 180 Grad Celsius (Umluft) vor und belege ein Backblech mit Backpapier.
2. Gib 260 Gramm der gemahlenen Mandeln mit dem Mandelmehl, der kalten Butter (in Stücken), 75 Gramm des Kokosblütenzuckers, dem Ei sowie einer Prise Salz in eine Rührschüssel.
3. Verknete die Zutaten zu einem glatten Teig und lasse diesen anschließend 45 Minuten lang im Kühlschrank stehen.
4. Wasche währenddessen die Pflaumen und entkerne sie.
5. Vermenge 200 Gramm des Schmands mit 20 Gramm der gemahlenen Mandeln sowie dem Abrieb der Zitronenschale und dem Saft einer halben Zitrone.
6. Lege den Teig nun auf das Backpapier und gib einen weiteren Bogen Backpapier obendrauf. Rolle den Teig mit einem Nudelholz glatt aus und entferne den oberen Boden des Backpapiers wieder.

7. Verstreiche die Schmand-Creme auf dem Teig und lasse drei Zentimeter des Rands frei.
8. Lege die Pflaumen mit den Schnittflächen nach oben auf die Schmand-Creme.
9. Klappe den freien Teig-Rand nach innen ein und bestreue die Galette mit einem Esslöffel des Kokosblütenzuckers sowie den Mandelblättchen.
10. Backe die Galette für 45 Minuten auf der untersten Schiene des Backofens.
11. Vor dem Servieren 100 Gramm des Schmands mit 1 bis 2 Esslöffel des Zitronensafts glattrühren und zur Galette reichen.

## Mango-Cheesecake

***Zutaten:***

- 35 g Butter
- 150 g Kokosraspel
- 100 g getrocknete Datteln
- 2 Eiweiß
- 350 g Magerquark
- 2 EL Agavendicksaft
- ½ Mango
- 1 Prise Salz

***Zubereitung:***

1. Heize den Backofen auf 120 Grad (Ober- und Unterhitze) vor und fette eine rechteckige Backform aus.
2. Gib die Butter in einen Kochtopf und schmilz sie vorsichtig.
3. Hacke die Datteln fein und gib diese gemeinsam mit 130 Gramm der Kokosraspel in eine Rührschüssel. Füge die Butter hinzu und verknete die Zutaten zu einem Teig.
4. Drücke den Teig auf den Boden der Backform und backe ihn für zehn Minuten im Ofen.
5. Schlage währenddessen die Eiweiße mit dem Salz steif.
6. Verrühre in einer zweiten Schüssel die restlichen Kokosraspel mit dem Quark und dem Agavendicksaft. Hebe den Eischnee vorsichtig unter die Masse.
7. Schäle die Mango und püriere das Fruchtfleisch.
8. Nimm den Boden aus dem Ofen und verstreiche erst das Mango-Püree und anschließend die Quarkmasse auf diesem.
9. Backe den Kuchen für weitere 17 Minuten auf der mittleren Schiene des Ofens.

## Apfel-Nuss-Kuchen

***Zutaten:***

- 160 g Mandeln (gemahlen)
- 4 EL Xylit
- ½ Pck. Backpulver
- 3 Eier
- 3 EL Schmand
- 2 Äpfel
- 1 Msp. Zimt
- 1 Limette
- 80 g Nüsse nach Wahl
- 50 g Butter

***Zubereitung:***

1. Heize den Backofen auf 170 Grad Celsius (Umluft) vor und fette eine rechteckige Backform ein.
2. Wasche und schäle die Äpfel und entkerne sie. Schneide die Äpfel in kleine Würfel und vermenge diese mit dem Zimt und dem Saft einer Limette.
3. Verrühre währenddessen die Eier mit der weichen oder geschmolzenen Butter und dem Schmand.
4. Gib die gemahlenen Mandeln, Xylit, Backpulver und Zimt zur Schmand-Masse und vermenge alle Zutaten zu einem glatten Teig.
5. Hebe nun die Nüsse deiner Wahl sowie die Apfelstücke unter den Teig und fülle diesen in die Backform.
6. Backe deinen Kuchen auf der mittleren Ofenschiene für 45 Minuten.

## Schoko-Bananen-Brot

***Zutaten:***

- 2 reife Bananen
- 1 Limette (Saft und Abrieb)
- 4 Eier
- 3 EL Xylit
- 100 g Quark
- 1 Pck. Backpulver
- 100 g Kokosflocken
- 100 g Mandelmehl
- 3 EL Kakaopulver
- 40 g Zartbitterschokolade (geraspelt)
- 50 g Butter (geschmolzen)

***Zubereitung:***

1. Heize den Backofen auf 170 Grad Celsius vor und fette eine Kastenform mit Butter oder Pflanzenöl ein.
2. Schäle die Bananen und schneide sie in Scheiben. Mariniere die Scheiben in dem Saft der Limette.
3. Schlage die Eier mit dem Xylit schaumig und hebe anschließend den Quark sowie den Abrieb der Limettenschale unter.
4. Gib nun das Backpulver, die Kokosflocken, das Mandelmehl, das Kakaopulver sowie die geraspelte Schokolade und die geschmolzene Butter zu der Quark-Masse. Verrühre alle Zutaten zu einem glatten Teig.
5. Hebe nun die Bananenscheiben unter den Teig und fülle diesen in die Kastenform.
6. Backe das Schoko-Bananen-Brot für 45 Minuten.

# Low-Carb Herzhafte Rezepte

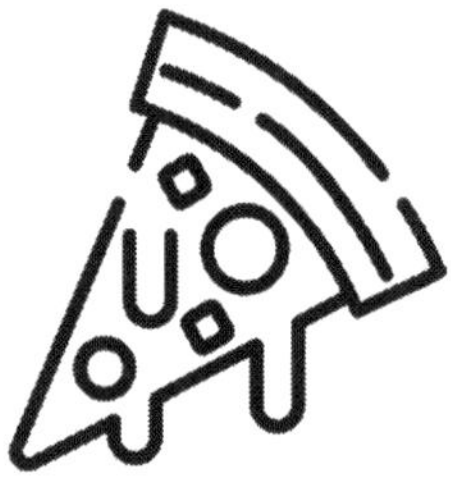

## Low-Carb-Pizza

***Zutaten:***

- 3 Eier
- 150 g Käse (gerieben)
- 200 g Magerquark
- Salz und Pfeffer
- Pizzabelag nach Belieben

***Zubereitung:***

1. Heize deinen Backofen auf 180 Grad Celsius (Ober- und Unterhitze) vor und belege ein Backblech mit Backpapier,
2. Vermenge den Quark in einer Schüssel mit den Eiern zu einer glatten Masse.
3. Würze mit Salz und Pfeffer und hebe den geriebenen Käse nach und nach unter.
4. Verteile den Teig mit Löffeln auf dem Backblech und forme ihn zu einer runden Form.
5. Belege den Pizzateig mit Zutaten deiner Wahl und backe die Pizza für 25 Minuten auf der mittleren Schiene des Backofens.

## Pfannkuchen

***Zutaten:***

- 220 ml Mandelmilch
- 80 g Frischkäse
- 3 Eier
- 40 g Kokosmehl
- 40 g Erythrit
- 10 g Flohsamenschalenpulver (gemahlen)
- 10 g Chia-Samen
- 1 TL Backpulver
- 1 TL Pflanzenöl

***Zubereitung:***

1. Vermenge das Kokosmehl mit dem Erythrit, dem Flohsamenschalenpulver, den Chia-Samen und dem Backpulver.
2. Gib die Mandelmilch, den Frischkäse und die Eier hinzu und vermenge alle Zutaten zu einem glatten Teig.
3. Lasse den Teig fünf Minuten lang quellen und erhitze in der Zwischenzeit etwas Pflanzenöl in einer Pfanne.
4. Gib den Teig nun portionsweise in die Pfanne und backe ihn aus, bis er von beiden Seiten goldgelb ist.
5. Garniere die Low-Carb-Pfannkuchen nach Belieben mit herzhaften oder süßen Zutaten.

## Zupfbrot

### *Zutaten:*

- 1 Mozzarella
- 30 g Frischkäse
- 100 g Mandelmehl
- 100 g Mandeln (gemahlen)
- 2 Eier
- ½ TL Salz
- 2 TL Backpulver
- 1 TL Kräuter (italienische Mischung)
- 2 Knoblauchzehen
- 30 g Parmesan
- Optional: geriebener Käse

### *Zubereitung:*

1. Heize den Backofen auf 180 Grad Celsius (Ober- und Unterhitze) vor und fette eine Gugelhupf-Form ein.
2. Schneide den Mozzarella in Würfel und gib diesen gemeinsam mit dem Frischkäse in einen Kochtopf.
3. Erwärme den Kochtopf vorsichtig, bis der Mozzarella geschmolzen ist und sich mit dem Frischkäse verrühren lässt.
4. Gib das Mandelmehl mit den gemahlenen Mandeln, den Eiern, dem Salz, dem Backpulver sowie dem gepressten Knoblauch und den Kräutern in eine Rührschüssel und vermenge die Zutaten miteinander.
5. Gib die Mozzarella-Frischkäse-Masse hinzu und verknete die Zutaten mit einem Handmixer.
6. Gib den Parmesan auf eine Fläche und rolle den Teig auf dieser Fläche zu einer länglichen Form.

7. Schneide den Teig nun in kleine Stücke und forme diese zu Kugeln.
8. Schichte die Kugeln mit etwas geriebenem Käse (nach Belieben) in der Gugelhupf-Form auf und backe das Zupfbrot 20 bis 25 Minuten lang.

## Pizza-Muffins

***Zutaten:***

- 3 Eier
- 100 g Quark
- 100 g Käse (gerieben)
- 80 g Salami
- 80 g Feta
- 80 g rote Paprika
- 80 g Cherry-Tomaten
- 1 EL Flohsamenschalenpulver
- 1 EL Tomatenmark
- Salz und Pfeffer

***Zubereitung:***

1. Heize den Backofen auf 180 Grad Celsius (Ober- und Unterhitze= vor und befülle eine Muffinform mit Silikon- oder Papierförmchen.
2. Schlage die Eier in einer großen Schüssel auf und gib den Quark, die Flohsamenschalen sowie das Tomatenmark hinzu. Vermenge alle Zutaten gründlich miteinander.
3. Hebe nun 80 Gramm des geriebenen Käses unter die Masse und würze nach Belieben mit Salz und Pfeffer.
4. Schneide Feta und Salami in kleine Stücke und hebe diese Zutaten ebenfalls unter die Masse.
5. Befülle die Muffinformen mit dem Grundteig.
6. Schneide nun die Paprika und die Cherry-Tomaten in kleine Würfel und garniere mit diesen den Teig in den Muffinformen.
7. Streue den restlichen geriebenen Käse über die Pizza-Muffins und backe sie für 20 bis 25 Minuten auf der mittleren Ofenschiene.

## Tortilla-Wraps

***Zutaten:***

- 95 g Mandeln (gemahlen)
- 18 g Kokosmehl
- 10 g Flohsamenschalenpulver
- ½ TL Backpulver
- ½ TL Salz
- 1 EL Olivenöl
- 120 ml lauwarmes Wasser
- Füllung nach Belieben

***Zubereitung:***

1. Vermenge die gemahlenen Mandeln mit dem Kokosmehl, dem Flohsamenschalenpulver sowie dem Backpulver und dem Salz in einer Rührschüssel.
2. Gib nun das Wasser und das Olivenöl hinzu und rühre so lange, bis ein glatter Teig entsteht.
3. Knete den Teig nun mit den Händen kräftig durch, bis er eine weiche und glatte Konsistenz erhält.
4. Teile den Teig auf vier bis sechs Stücke auf und rolle diese auf einer glatten Fläche zu Fladen aus.
5. Erhitze etwas Öl in einer beschichteten Pfanne und backe die Tortilla-Wraps für jeweils ein bis zwei Minuten von beiden Seiten goldbraun.
6. Befülle die Wraps nach Belieben mit Zutaten deiner Wahl.

## Fladenbrot

***Zutaten:***

- 100 g Frischkäse
- 50 g Käse (gerieben)
- 3 Eier
- 1 EL Backpulver
- 1 EL Flohsamenschalenpulver
- 1 Prise Salz
- 1 TL Sesam
- Pflanzenöl

***Zubereitung:***

1. Heize deinen Backofen auf 150 Grad Celsius (Umluft) vor und belege ein Backblech mit Backpapier.
2. Trenne die Eier und schlage das Eiweiß in einer Schüssel steif.
3. Vermenge die Eigelbe mit dem Frischkäse, dem Flohsamenschalenpulver und dem Backpulver zu einem Teig.
4. Salze den Eigelb-Teig und hebe anschließend den geriebenen Käse unter.
5. Hebe nun vorsichtig das geschlagene Eiweiß unter den Eigelb-Teig.
6. Verteile etwas Pflanzenöl auf dem Backpapier und gib den Teig auf dieses.
7. Forme den Teig zu einem großen oder mehreren kleinen Fladen und bestreue die Fladenbrote mit Sesam.
8. Backe das Fladenbrot für 25 Minuten und serviere es mit Dips oder Zutaten deiner Wahl.

## Käse-Schinken-Muffins

***Zutaten:***

- 100 g Schinken
- 100 g Gouda
- 4 Eier
- 80 g Mandeln (gemahlen)
- 60 g Frischkäse
- 1 TL Backpulver
- ½ TL Paprikapulver
- 1 Prise Salz

***Zubereitung:***

1. Heize deinen Backofen auf 180 Grad Celsius (Ober- und Unterhitze) vor und befülle deine Muffinform mit Silikon- oder Papierförmchen.
2. Vermenge in einer Schüssel die gemahlenen Mandeln mit dem Backpulver, dem Paprikapulver sowie der Prise Salz.
3. Gib die Eier sowie den Frischkäse zur Masse und verrühre alle Zutaten gründlich miteinander.
4. Rasple den Käse klein und schneide den Schinken in Würfel. Gib die Zutaten zu dem Teig und hebe sie kurz unter.
5. Befülle die Muffinformen mit dem Teig und backe diesen 20 bis 25 Minuten auf der mittleren Ofenschiene.

## Quiche Lorraine

***Zutaten:***

- 90 g Butter
- 65 g Mandelmehl
- 45 g Kartoffelfasern
- 4 Eier
- 180 g Speckwürfel
- 50 ml Mandelmilch
- 140 g Gouda (gerieben)
- 250 ml Sahne
- Salz und Pfeffer

***Zubereitung:***

1. Heize den Backofen auf 200 Grad Celsius (Ober- und Unterhitze) vor und fette eine Quiche-Form ein.
2. Verknete für den Mürbeteig die Butter mit dem Mandelmehl, den Kartoffelfasern, einem Ei sowie einer Prise Salz in einer Schüssel zu einem glatten Teig und stelle diesen 30 Minuten lang kalt.
3. Brate die Speckwürfel in einer Pfanne an und lasse sie kurz abkühlen.
4. Vermenge den Gouda mit dem Speck.
5. Nimm den Mürbeteig aus dem Kühlschrank und rolle ihn aus. Gib den Teig nun auf den Boden der Quiche-Form und drücke ihn an den Seiten fest.
6. Stich einige Male mit der Gabel in den Teig und belege ihn anschließend mit dem Speck und dem Käse.

7. Verrühre die restlichen drei Eier mit der Sahne, der Mandelmilch und würze mit Salz und Pfeffer.
8. Gib die Ei-Masse auf die Käse-Speck-Mischung und backe die Quiche für 30 Minuten auf der mittleren Schiene.

## Flammkuchen

***Zutaten:***

- 120 g Magerquark
- 80 g Käse (gerieben) plus 20 g geriebener Käse
- 1 EL Parmesan (gerieben)
- 2 Eier
- 1 TL Oregano (gehackt)
- 80 g Crème Fraîche
- 50 g Speckwürfel
- 2 Frühlingszwiebeln
- Salz und Pfeffer

***Zubereitung:***

1. Heize den Backofen auf 180 Grad Celsius (Ober- und Unterhitze) vor und belege ein Backblech mit Backpapier.
2. Vermenge den Quark mit 80 Gramm des Käses, den Eiern und dem Parmesan. Würze mit Salz, Pfeffer und Oregano und zerteile den Teig in zwei Portionen.
3. Forme zwei Kugeln aus dem Teig und rolle diese auf dem Backpapier mit einem Nudelholz rund aus.
4. Backe den Teig 15 Minuten lang auf der mittleren Schiene.
5. Belege den Teig nun mit der Crème fraîche sowie den Speckwürfeln, den kleingeschnittenen Frühlingszwiebeln sowie dem restlichen geriebenen Käse.
6. Backe die Flammkuchen weitere 15 Minuten und würze sie anschließend nach Belieben mit Salz und Pfeffer.

## Zwiebelkuchen

### *Zutaten:*

- 350 g Zwiebeln
- 200 g gemahlene Mandeln
- 150 g Quark
- 150 g Crème Fraîche
- 100 g Schinkenwürfel
- 100 g Käse (gerieben)
- 3 Eier
- 1 Knoblauchzehe
- 1 EL Flohsamenschalenpulver
- Salz und Pfeffer

### *Zubereitung:*

1. Heize den Backofen auf 180 Grad Celsius (Ober- und Unterhitze) vor und fette eine runde Kuchenform ein.
2. Verrühre aus den gemahlenen Mandeln, zwei Eiern, den Flohsamenschalen sowie einer Prise Salz einen glatten Teig.
3. Gib den Teig nun auf die Kuchenform und drücke ihn an den Seiten fest an. Backe den Teig zehn Minuten lang auf der mittleren Stufe.
4. Schneide währenddessen die Zwiebeln in Ringe und hacke den Knoblauch klein.
5. Erhitze etwas Pflanzenöl in einer Pfanne und brate Zwiebeln und Knoblauch darin einige Minuten lang an.
6. Gib den Quark, die Crème Fraîche, das restliche Ei sowie den Schinken ebenfalls in die Pfanne und verrühre alle Zutaten miteinander.

7. Hebe anschließend den Reibekäse unter und fülle die Masse auf den Teig in der Form.
8. Backe den Zwiebelkuchen für 20 Minuten, bis eine goldbraune Kruste entsteht.

# Low-Carb-Snacks

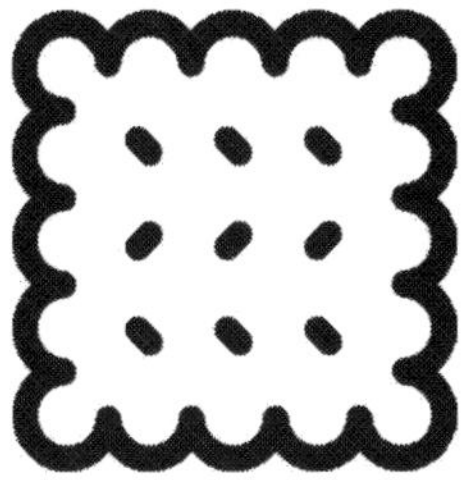

## Cracker

***Zutaten:***

- 200 g gemahlene Mandeln
- 1 Ei
- 40 g Butter
- ½ TL Salz
- 1 TL Sesam

***Zubereitung:***

1. Heize den Backofen auf 175 Grad Celsius (Ober- und Unterhitze) vor und lege ein Backblech mit Backpapier aus.
2. Vermenge die gemahlenen Mandeln mit dem Ei sowie der weichen Butter und würze mit dem Salz.
3. Knete den Teig, bis er eine glatte Konsistenz erhält und gib ihn auf das Backpapier.
4. Lege eine weitere Schicht Backpapier auf den Teig und rolle diesen mithilfe eines Nudelholzes platt.
5. Entferne das obere Backpapier und zerschneide den Teig in kleine Quadrate.
6. Bestreue die Cracker mit Sesam und backe sie acht bis zehn Minuten lang goldbraun.

## Käse-Bällchen

***Zutaten:***

- 100 g Mozzarella (geraspelt)
- 2 Eier
- 50 g Mandeln (gemahlen)
- 40 g Jalapeños
- Salz und Pfeffer

***Zubereitung:***

1. Heize den Backofen auf 200 Grad Celsius (Ober- und Unterhitze) vor und belege ein Backblech mit Backpapier.
2. Verrühre die gemahlenen Mandeln mit dem geraspelten Mozzarella sowie den Eiern.
3. Schneide die Jalapeños klein und gib diese zur Masse.
4. Schmecke die Masse mit Salz und Pfeffer ab und befeuchte deine Hände.
5. Forme kleine Kugeln aus der Teig-Masse und gib diese mit etwas Abstand auf das Backpapier.
6. Backe die Käse-Bällchen 15 Minuten lang auf der mittleren Ofenschiene, bis sie goldgelb sind.

## Rohe Energie-Bällchen

***Zutaten:***

- 45 g zuckerfreie Erdnussbutter
- 30 g Hanfsamen (geschält)
- 20 g Haselnüsse (gehackt)
- 15 g Erythrit
- 15 g Kokosraspeln
- 10 g Goldleinmehl
- ½ TL Vanilleextrakt

***Zubereitung:***

1. Vermenge die Erdnussbutter mit den Hanfsamen, den Haselnüssen sowie den Kokosraspeln.
2. Gib anschließend die Haselnüsse, das Erythrit sowie Goldleinmehl und Vanilleextrakt hinzu und knete die Masse, bis ein glatter Teig entsteht.
3. Teile die Masse in acht Stücke und forme aus ihnen kleine Kugeln.
4. Rolle die Kugeln nach Belieben in gehackten Nüssen oder Sesam und bewahre sie in einem luftdichten Behältnis für bis zu fünf Tage auf.

## Möhren-Tassenkuchen

***Zutaten:***

- ½ Möhre
- 30 g Erythrit
- 15 g Mandelmehl
- 15 g Kokosmehl
- 15 g Kokosöl (flüssig)
- 15 ml Mandelmilch
- 1 Ei
- ½ TL Backpulver
- ½ TL Vanilleextrakt
- 1 Prise Zimt
- 1 Prise Muskatnuss
- 1 Prise Ingwerpulver

***Zubereitung:***

1. Wasche und schäle die Möhre und rasple sie mit einer Handreibe fein.
2. Gib alle restlichen Zutaten zu der geraspelten Möhre und vermenge alles zu einer glatten Masse.
3. Fette eine mikrowellenfeste Tasse mit etwas Kokosöl ein und gib den Teig in diese. Achte darauf, dass die Tasse mindestens doppelt so viel Volumen hat, wie der Teig ausmacht.
4. Backe den Tassenkuchen in der Mikrowelle für eine bis drei Minuten und beobachte den Vorgang durchgehend.
5. Iss den Kuchen direkt aus der Tasse oder stürze ihn auf ein Kuchengitter.

## Apfel-Zimt-Tassenkuchen

***Zutaten:***

- 30 g Erythrit
- 15 g Mandelmehl
- 15 g Kokosmehl
- 15 g Kokosöl (geschmolzen)
- 15 ml Mandelmilch
- ¼ Apfel
- 1 Ei
- ½ TL Zimt
- ½ TL Backpulver
- 1 Prise Salz

***Zubereitung:***

1. Wasche und schäle den Apfel und reibe ihn mit einer Küchenreibe klein.
2. Vermenge die restlichen Zutaten in einer Schüssel zu einem glatten Teig.
3. Hebe nun die Apfel-Raspel unter den Teig.
4. Fette eine mikrowellenfeste Tasse mit etwas Kokosöl ein und achte darauf, dass die Tasse das doppelte Volumen deines Teiges aufbringt.
5. Fülle den Teig in die Tasse und backe ihn eine bis drei Minuten in der Mikrowelle.
6. Genieße den Kuchen direkt aus der Tasse oder stürze ihn auf ein Kuchenrost.

## Quarkbällchen

***Zutaten:***

- 180 g Quark
- 75 g Mandelmehl
- 75 g Kokosmehl
- 2 Eier
- 2 Pck. Backpulver
- 1 Zitrone
- 3 EL Xylit

***Zubereitung:***

1. Reibe die Schale der Zitrone ab und fange den Abrieb auf.
2. Gib den Quark, die Eier sowie den Xylit zum Zitronenabrieb und vermenge die Zutaten miteinander.
3. Rühre nach und nach das Mandelmehl, das Kokosmehl sowie das Backpulver unter die Masse.
4. Lasse den Teig abgedeckt zehn Minuten lang ruhen.
5. Heize den Backofen währenddessen auf 180 Grad Celsius (Umluft) vor und belege ein Backblech mit Backpapier.
6. Forme aus dem Teig kleine Kugeln und lege diese mit etwas Abstand auf das Backpapier.
7. Backe die Quarkbällchen 15 bis 20 Minuten lang auf der mittleren Ofenschiene und wälze sie anschließend nach Belieben in weiterem Xylit.

## Mandel-Crisps

***Zutaten:***

- 30 g Butter
- 90 g Erythrit
- 50 g Mandelmus
- 10 g Guarkernmehl
- 50 g Mandelmehl
- 3 EL Kokosraspeln

***Zubereitung:***

1. Heize den Backofen auf 170 Grad Celsius (Ober- und Unterhitze) vor und belege ein Backblech mit Backpapier.
2. Gib die Butter in einen kleinen Kochtopf und schmilz sie darin langsam.
3. Nimm den Topf vom Herd und rühre das Erythrit unter die Butter.
4. Gib Mandelmus, Guarkernmehl sowie Mandelmehl hinzu und vermenge die Zutaten mit einer Gabel.
5. Verstreiche den Teig nun sehr flach auf dem Backpapier.
6. Bestreue den Teig mit den Kokosraspeln.
7. Backe den Teig für 15 Minuten auf der mittleren Schiene des Backofens und achte darauf, dass die Masse nicht zu dunkel wird.
8. Lasse den Teig anschließend abkühlen und schneide dann kleine Quadrate aus diesem.

## Nussecken

### *Zutaten:*

- 100 g Mandelmehl
- 1 Ei
- 60 g Erythrit plus 50 g Erythrit
- 125 g Butter plus 75 g Butter
- 80 g Mandeln (gehackt)
- 75 g Mandelplättchen
- ½ TL Zimt
- 50 g Zartbitterschokolade
- 3 g Kokosöl
- 1 Prise Salz

### *Zubereitung:*

1. Heize den Backofen auf 180 Grad Celsius (Ober- und Unterhitze) vor und belege ein Backbleck mit Backpapier.
2. Schneide die 125 Gramm kalte Butter in Stücke und vermenge sie mit dem Mandelmehl, einer Prise Salz sowie 60 Gramm des Erythrits und dem Ei.
3. Knete den Teig, bis er eine glatte Oberfläche hat und stelle ihn kurz kühl.
4. Erhitze die 75 Gramm der Butter, bis diese weich ist und verrühre sie mit den 50 Gramm Erythrit sowie Zimt und den gemahlenen Mandeln.
5. Nimm den Teig aus dem Kühlschrank und rolle ihn auf dem Backpapier aus, sodass er eine Dicke von ungefähr fünf Millimetern hat.
6. Verteile die Nuss-Butter-Masse gleichmäßig auf dem Teig.

7. Backe die Nussecken 20 Minuten lang auf der mittleren Schiene und lasse sie anschließend gründlich abkühlen.
8. Schneide die Nussecken in Dreiecke.
9. Erhitze die Zartbitterschokolade mit dem Kokosöl und tunke die Ecken der Nussecken in die Masse. Garniere nach Belieben mit den Mandelplättchen und lasse die Schokolade trocknen.

## Herzhafte Zucchini-Muffins

***Zutaten:***

- 3 Zucchini
- 3 Eier
- 40 g Mandelmehl
- 40 g Lupinenmehl
- 2 TL Salz
- 1 TL Pfeffer
- Frische Petersilie
- 200 g Fetakäse

***Zubereitung:***

1. Heize den Backofen auf 175 Grad Celsius (Ober- und Unterhitze) vor und gib Papier- oder Silikonförmchen in deine Muffinform.
2. Wasche die Zucchini und rasple sie mit einer Reibe fein. Vermenge die Raspel mit einem halben Teelöffel des Salzes und stelle sie beiseite.
3. Zerkleinere währenddessen den Feta und hacke die Petersilie fein.
4. Drücke die Zucchini nun in einem Sieb aus und gib sie in eine Schüssel.
5. Gib die Eier, das Mandel- und Lupinenmehl sowie Pfeffer, Petersilie und Feta zu den Zucchiniraspeln und vermenge alle Zutaten miteinander. Würze mit dem restlichen Salz.
6. Verteile den Teig auf die Muffinformen und backe die Zucchini-Muffins 25 Minuten lang auf der mittleren Schiene deines Backofens.

## Müsli-Riegel

***Zutaten:***

- 120 g Nüsse nach Belieben
- 60 g Erdnussbutter (zuckerfrei)
- 50 g Erythrit
- 40 g Kokosöl
- 1 EL Flohsamenschalenpulver
- Nach Belieben: gehackte Zartbitterschokolade

***Zubereitung:***

1. Heize den Backofen auf 180 Grad Celsius (Ober- und Unterhitze) vor und fette eine rechteckige Backform aus.
2. Gib die Nüsse in einen Standmixer und zerkleinere sie grob.
3. Vermenge nun die gehackten Nüsse mit dem Flohsamenschalenpulver sowie dem Erythrit in einer Schüssel.
4. Erhitze das Kokosöl, bis es flüssig ist und gib es gemeinsam mit der Erdnussbutter zu den trockenen Zutaten in die Schüssel.
5. Vermenge alle Zutaten gründlich miteinander und breite die Masse anschließend in der Backform aus.
6. Backe die Müsliriegel-Masse 25 bis 30 Minuten auf der mittlere Ofenschiene.
7. Löse die Masse noch im warmen Zustand aus der Backform und schneide sie sofort in kleine Riegel. Garniere die Müsliriegel nach Belieben mit der geschmolzenen Zartbitterschokolade.

# Bonus-Kapitel: Die 7 besten Low-Carb-Weihnachtsplätzchen

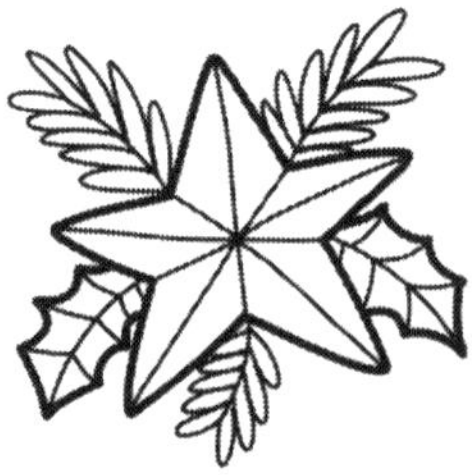

Auch in der Weihnachtszeit möchten wir uns kohlenhydratarm und gesund ernähren und dennoch die leckeren und bekannten Rezepte für Weihnachtsplätzchen genießen. Damit du nicht von deiner Ernährungsweise abweichen musst und trotzdem mit dem Gebäck in Weihnachtsstimmung kommst, findest du in diesem Bonus-Kapitel die besten Low-Carb-Weihnachtsplätzchen. Viel Spaß beim Ausprobieren und Genießen!

## Butterplätzchen

***Zutaten:***

- 300 g Mandeln (gemahlen)
- 1 Ei
- 60 g Butter
- 40 g Xylit
- 40 g Erythrit

***Zubereitung:***

1. Lege die Butter vor dem Backen aus dem Kühlschrank, damit sie weich wird.
2. Vermenge die weiche Butter mit dem Ei, den gemahlenen Mandeln sowie Xylit und Erythrit, bis ein glatter Teig entstanden ist.
3. Wickle den Teig in Frischhaltefolie und stelle ihn 30 Minuten lang kühl.
4. Heize nun den Backofen auf 175 Grad Celsius (Ober- und Unterhitze) vor und belege ein Backblech mit Backpapier.
5. Stich den Teig mit Förmchen aus und lege die Plätzchen mit etwas Abstand zueinander auf das Backpapier.
6. Backe die Plätzchen ungefähr zehn Minuten lang bis sie goldbraun sind und garniere nach Belieben mit Zartbitterschokolade.

## Kokos-Kekse

***Zutaten:***

- 200 g Dinkelmehl
- 40 g Kokosmehl
- 65 g Erythrit
- 45 g Kokosöl
- 1 Ei
- 1 Eiweiß
- 5 g Backpulver

***Zubereitung:***

1. Heize den Backofen auf 180 Grad Celsius (Umluft) vor und belege ein Backblech mit Backpapier.
2. Schlage das Ei mit dem Eiweiß sowie dem Erythrit in einer Schüssel schaumig.
3. Siebe das Dinkelmehl, das Kokosmehl sowie das Backpulver auf die Masse.
4. Erhitze das Kokosöl, bis es flüssig ist und gib es ebenfalls in die Schüssel.
5. Vermenge alle Zutaten miteinander, bis ein glatter Teig entsteht und lasse diesen anschließend einige Minuten im Kühlschrank ruhen.
6. Rolle den Teig mit einem Nudelholz aus und stich nach Belieben mit Formen oder einem Glas Kekse aus.
7. Gib die Kekse auf das Backpapier und backe sie 13 bis 15 Minuten lang auf der mittleren Schiene des Ofens.

## Zimtsterne

***Zutaten:***

- 100 g Haselnüsse (gemahlen)
- 120 Mandeln (gemahlen)
- 50 g Xylit
- 3 Eiweiße
- 2½ TL Zimt
- 1 TL Vanilleextrakt
- 4 EL Buchweizenmehl
- 50 g Erythrit (fein)
- 1 TL Zitronensaft

***Zubereitung:***

1. Heize den Backofen auf 150 Grad Celsius (Ober- und Unterhitze) vor und lege zwei Backbleche mit Backpapier aus.
2. Gib die Eiweiße in eine Schüssel und schlage sie mit einem Handrührgerät steif.
3. Vermenge in einer zweiten Schüssel die Haselnüsse mit den Mandeln, dem Zimt und dem Xylit.
4. Menge den Eischnee nach und nach unter die trockene Masse und gib anschließend den Vanilleextrakt hinzu. Stelle den Teig einige Minuten lang kühl.
5. Rolle den klebrigen Teig zu einer Kugel und bestreue diesen mit dem Buchweizenmehl.
6. Rolle den Teig nun mit einem Nudelholz glatt und stich die Kekse mit einer Sternenform aus.

7. Gib die Sterne auf die Backbleche und backe sie ungefähr 20 Minuten lang.
8. Verrühre nun Erythrit mit Zitronensaft und bestreiche die Oberseite der Zimtsterne mit der Masse. Lasse den Guss aushärten.

## Mandel-Plätzchen

***Zutaten:***

- 150 g Mandelmehl
- 100 g Mandeln (gemahlen)
- 125 g Margarine
- 1 Ei
- 2 EL Xylit
- 1 Prise Salz
- 1 Vanilleschote
- 50 g Mandeln (ganz)

***Zubereitung:***

1. Heize den Backofen auf 170 Grad Celsius (Umluft) vor und lege ein Backblech mit Backpapier aus.
2. Halbiere die Vanilleschote und kratze sie aus.
3. Rühre die Margarine mit dem Xylit cremig und gib Vanillemark, Salz und Ei hinzu. Siebe anschließend Mandelmehl und die gemahlenen Mandeln in die Masse und vermenge alle Zutaten miteinander.
4. Forme den Teig mit den Fingern zu zwei Zentimeter dicken Keksen und gib diese mit etwas Abstand auf das Backblech.
5. Drücke jeweils eine ganze Mandel in eine Teigkugel und backe die Plätzchen 20 Minuten lang goldbraun.

## Vanillekipferl

### *Zutaten:*

- 130 g gemahlene Mandeln
- 100 g Butter
- 2 EL Stevia
- 2 Eigelb
- 1 Msp. Backpulver
- Mark einer halben Vanilleschote

### *Zubereitung:*

1. Heize den Backofen auf 160 Grad Celsius (Umluft) vor und belege ein Backblech mit Backpapier.
2. Verknete die Butter mit den gemahlenen Mandeln, der Stevia, den Eigelben sowie dem Backpulver zu einem glatten Teig.
3. Kratze die Vanilleschote aus und knete das Mark ebenfalls unter den Teig.
4. Stelle den Teig kurz kalt und rolle ihn anschließend zu einer länglichen Form.
5. Schneide zwei Zentimeter dicke Scheiben aus der Teig-Form und forme diese zu Kipferln.
6. Backe die Vanillekipferl zehn Minuten lang auf der mittleren Ofenschiene.

## Engelsaugen

***Zutaten:***

- 455 g Erdnussbutter (mit Stücken)
- 2 Eier
- 2 EL Kokosmehl
- 1 TL Vanilleextrakt
- ½ TL Backpulver
- 200 g Kokosblütenzucker
- Marmelade

***Zubereitung:***

1. Heize deinen Backofen auf 175 Grad Celsius (Umluft) vor und lege ein Backblech mit Backpapier aus.
2. Vermenge die Erdnussbutter mit den Eiern, dem Kokosmehl, dem Vanilleextrakt, dem Backpulver sowie dem Kokosblütenzucker, bis ein glatter Teig entsteht.
3. Forme aus dem Teig kleine Kugeln und lege diese auf das Backblech.
4. Drücke mit dem Finger eine Mulde in die Kugeln und befülle diese mit der Marmelade.
5. Backe die Engelsaugen-Kekse für neun bis zwölf Minuten auf der mittleren Schiene deines Backofens.

## Kokosmakronen

***Zutaten:***

- 200 g Kokosraspeln
- Mark einer Vanilleschote
- 100 g Birkenzucker
- 4 Eiweiße
- 1 Prise Zimt

***Zubereitung:***

1. Heize deinen Backofen auf 150 Grad Celsius (Umluft) vor und lege ein Backblech mit Backpapier aus.
2. Schlage die Eiweiße mit einem Handrührgerät schaumig und gib nach und nach den Birkenzucker in die Masse.
3. Kratze das Mark aus der Vanilleschote und gib dieses gemeinsam mit den Kokosraspeln sowie dem Zimt unter den Eischnee.
4. Portioniere den Teig mit etwas Abstand auf dem Backblech und backe die Makronen 20 bis 25 Minuten lang auf der mittleren Backofenschiene.

# Haftungsausschluss

Die Umsetzung aller enthaltenen Informationen, Anleitungen und Strategien dieses Buchs erfolgt auf eigenes Risiko. Für etwaige Schäden jeglicher Art kann der Autor aus keinem Rechtsgrund eine Haftung übernehmen. Für Schäden materieller oder ideeller Art, die durch die Nutzung oder Nichtnutzung der Informationen bzw. durch die Nutzung fehlerhafter und/oder unvollständiger Informationen verursacht wurden, sind Haftungsansprüche gegen den Autor grundsätzlich ausgeschlossen. Ausgeschlossen sind daher auch jegliche Rechts- und Schadensersatzansprüche. Dieses Werk wurde mit größter Sorgfalt nach bestem Wissen und Gewissen erarbeitet und niedergeschrieben. Für die Aktualität, Vollständigkeit und Qualität der Informationen übernimmt der Autor jedoch keinerlei Gewähr. Auch können Druckfehler und Falschinformationen nicht vollständig ausgeschlossen werden. Für fehlerhafte Angaben vom Autor kann keine juristische Verantwortung sowie Haftung in irgendeiner Form übernommen werden.

# Urheberrecht

# Impressum:

© Torsten Raustein
c/o Autorenservices.de
Birkenallee 24
36037 Fulda

2022
1. Auflage

Printed in Poland
by Amazon Fulfillment
Poland Sp. z o.o., Wrocław

35148896R00058